AF339170

TROISIEME PARTIE

SECTION PREMIERE

DES DEFAUTS DU CHYLE

A

L'EGARD DES PARTIES

OU

COMMENCE SA PREPARATION,

Savoir,

LA BOUCHE ET L'OESOPHAGE.

TOME SECOND.

PAR Mr VIRIDET. D. M.

DEMEVRANT A MORGES

A PARIS,

Chez les Fréres OSMONT Libraires
sur le Quai des Augustins.

MDCCXXXV.

Maxima pars illorum quæ scimus
est minima eorum quæ igno-
ramus.

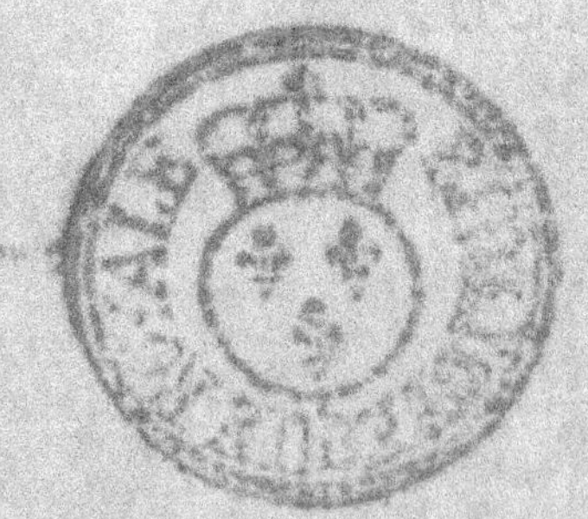

TROISIEME PARTIE
SECTION PREMIERE
DES DEFAUTS
DU CHYLE
A
L'EGARD DES PARTIES
Où commence sa séparation,
Savoir,

A BOUCHE ET L'OESOPHAGE

CHAPITRE I.
Des maux des Levres.

YANT examiné les causes qui nuisent à la production & à la bonté du Chyle par raport au Dissolvant des Alimens, voyons de quelle manière il est alteré à l'égard des lieux, où il est préparé.

Le

Le premier changement qui arrive aux alimens se fait dans la bouche, où ils sont reduits en pâte, & lorsqu’ils n’y sont pas suffisamment pilés, l’Estomac les digère mal, & le Chyle, qui s’en forme, est crud, ce qui donne lieu à la production des glaires, qui affoiblissent la fermentation du sang, & qui diminuent le nombre des Esprits animaux, par lesquels la quantité des maladies, dont nous avons parlé, sont produites.

Quoique les dens soient les seules parties qui reduisent les alimens en pâte, plusieurs autres concourent à ce changement, comme sont les lèvres, les joües & la langue, en remettant sous les dens les morceaux qui s’en écartent : Ce qui se fait fort imparfaitement quand ces parties soufrent.

Les lèvres étant couvertes d’une peau très mince, se fendent facilement, surtout l’inférieure, à cause de deux muscles, qui se joignent au milieu.

Ces fentes sont fort sensibles par la quantité des nerfs qui s’insèrent en elles. La lèvre inférieure en recevant trois du premier rameau de la cinquième paire, & la supérieure, deux de la cinquième & septième paire.

La Bise fait souvent fendre les lèvres, les chaleurs internes en desséchant cette peau la font éclater, & la salive trop acide la découpe.

Le mouvement des lèvres est aussi empêché par leur enflûre, soit qu'elle vienne par accident, comme par des coups ; soit par quelque chose de venimeux. J'ay vû ſune servante, qui, ayant rencontré dans un fumier une salamandre, porta peu après la main qui l'avoit maniée à sa bouche, dont les lèvres se grossirent considérablement.

Lorsque la lèvre supérieure demeure long-tems enflée, cette grosseur indique une cause intérieure, qui est difficile à surmonter.

La grosseur de la lèvre inférieure dans son commencement est souvent emportée par les linges trempés soir & matin dans l'eau fraiche, sur-tout quand les veines ne sont pas remplies par un sang trop gluant.

Le mouvement des lèvres est encore affoibli par des pustules, qui naissent des fièvres intermittentes, & qui, quand elles paroissent après les premiers accès, marquent leur durée ; leur Ferment étant composé de parties d'iné-

gale

gale groffeur ; mais ces croûtes font
de bonne augure après le quatrième ,
où cinquième paroxyfme , parce qu'elles indiquent que tout leur levain s'eft
fubtilifé : Il ne fait d'impreffion que
fur cette tunique , parce que fa délica-
teffe eft proportionnée à la ténuité de
fes parties , lefquelles en fortant dé-
chirent les capillaires de fes Artères ; ce
qu'elles ne font pas à la peau à travers
laquelle elles paffent auffi , parce
que fes fibres étant plus groffes , &
leur tiffu plus ferme , elles foûtiennent
mieux les vaiffeaux qui les nouriffent.

Les lèvres s'enflent quelquefois par
une férofité , qui, s'étant épanchée entre
fes fibres , prend par fon féjour la nature de levain , lequel dans le tems de
fon exaltation caufe des douleurs très
violentes , comme je l'ai vû depuis
peu pendant huit jours au fils d'un
Confeiller de ce lieu , (*a*) dont l'enflûre de la lèvre précéda celle du vifage,
laquelle s'augmentant à quatre heures
du foir , l'obligeoit à faire les hauts-
cris ; l'Artère battoit alors fortement,
& ce paroxyfme ne duroit qu'une
heure.

Il arrive quelquefois qu'une des glan-

(*a*) Mr. Mand.

ôes de cette partie se grossit considerablement , & s'élève sur la peau , laquelle blesse le mouvement de la lèvre.

Les tubercules, qui naissent sur les lèvres des enfans qu'on alaite, sont dangereux, venans ordinairement du mauvais sang de la Nourrice , *Syphelide in-
fecta.*

Il se forme aussi de petits ulcères en
la tunique interne des lèvres & des
gencives , de la figure d'une lentille ,
qui s'élargissent pendant quelques jours,
puis finissent au huitième ou au neuvième jour en ceux qui se portent bien;
mais ces ulcères s'élargissent quand on
est mal constitué , comme en cette fille dont j'ai parlé , *quæ excrementa sua
vorabat.*

La Bise desséchant la peau des lèvres,
on peut les ramollir avec l'huyle de cire ou de froment pilé , & exprimé
avec des lames de fer chaudes , ou
l'huyle d'œuf.

Les fentes , qui sont produites par
une chaleur interne trop forte, demandent les rafraichissans , les bouillons
de veau , de poulets, & les bains.

On met sur la partie la gomme de
cerisier dissoute dans l'eau rose , ou le

 muci-

mucilage de pepins de coins, fait
avec l'eau de plantain, aplicant sur
les lèvres des linges. fins, qui y ont
trempé.

Les fentes causées par la salive trop
acide demandent les remèdes marquez
dans la salive qui a cette qualité, &
on employe ce liniment.

Prenez de la graisse fraîche de pou-
le deux onces, de la cire blanche
quart d'once, lavez les avec l'eau rose, & les mêlez bien; ou la pommade
ordinaire.

Quand les veines sont grossies par
des coups, ou par l'attouchement
de choses venimeuses, l'Esprit de vin,
ou l'eau thériacale les remettent en
leur premier état.

Quand les lèvres sont remplies par
des sérosités, qui coulent des parties
hautes entre cuir & chair, & par le
défaut de transpiration, comme je l'ai
vû l'Hyver passé en une fille de qualité, dont les lèvres & le nez étoient
grossis, & fort rouges, pour s'être dé-
couverte la tête; après la saignée & la
purgation, on doit ouvrir les pores de
la tête avec l'esprit de vin camfré, ou
avec des sachets faits avec les feuilles de
sauge, de marjolaine, de romarin, & des

fleurs de camamille pulverifées , &
quand ce mal dure , appliquer fur la
tête rafée l'emplâtre fait avec le *Taca-
mahaca , le Caranna & la Terebentine.*

Quand la groffeur des lèvres vient
d'une férofité que les artères verfent entre ces mufcles , on doit tous les huit
jours couper les cheveux , appliquer le
cauftique entre les épaules, & faire une
phtifanne defficcative , avec la Schyne,
la Salfepareille & le Saffafras.

Lorfque la lèvre fupérieure continuë à fe groffir , & qu'il paroit de l'é-
lévation fous le menton , on doit fe
fervir chaque femaine de Pilules Mer-
curieles , & dans les intervalles de Mercure violet.

Quand la glande eft groffie par
quelque coup , ou par la force du
fang artériel , on doit la retrancher &
l'extirper avant qu'elle prenne du penchant au Cancer , quoiqu'il y ait des
perfonnes qui les gardent long-tems, &
que la mort enlève avant que le Cancer fe forme , comme je l'ai vû ici
en un vieillard , qui en avoit une fort
violette , plus groffe qu'un pois, fur la
lèvre inférieure.

Les tubercules des enfans qu'on

alaite provenans du levain vénérien, qui
tranſpire par le mammelon de la Nouri-
ce , (lequel coagule la ſéroſité qui coule en ces glandes) demandent qu'on
nouriſſe ces enfans avec des biberons
bien doux, qu'on fomente ces tubercules
avec la décoćtion de melilot & de fleur
de ſureau , qu'on mêle avec le lait les
décoćtions de Schyne & de Salſepareille
& qu'on en mette les poudres dans la
bouillie , en attendant des remèdes plus
éfećtifs, comme le mercure doux, le pré-
cipité blanc , de deux à quatre grains,
ſuivant l'âge plus ou moins avancé.

Les croûtes qui ſe forment ſur les
lèvres quand la fièvre s'en va , n'ont
beſoin que d'un peu de pommade : Le
même remède convient aux croûtes qui
paroiſſent dans le commencement ,
etant mêlé avec le ſucre de ſaturne , à la
quantité de deux ſcrupules par once.

Quand il naît ſur les lèvres des croûtes ſi groſſes, qu'on ne peut prendre que
du liquide , comme je l'ai vû en un
Berger , qui ne vivoit que de bouillons , l'huyle de cire mêlée avec quelques gouttes d'huyle de tartre y convient , auſſi bien que le Baume ſulphu-
ré de *Ruland.*

J'ai vû en la lèvre inférieure d'un

Gentilhomme du voisinage un ulcère, qu'il garda jusques à la fin de ses jours, sans qu'il s'étendît. Il avoit l'Esprit fort doux, & vivoit d'un grand régime.

Les ulcères de cette partie qui dégenèrent en Cancers, doivent bien-tôt être extirpés, comme il arriva à un Médecin du voisinage, qui en guérit bien.

CHAPITRE II.
De maux des Gencives.

LEs gencives environnans les racines des dens, les affermissent ; ce qui leur est absolument nécessaire pour briser les alimens secs, & diviser les mols, afin de les reduire en pâte.

Leur chair est assés dure, quoiqu'elle soit entrelassée de glandes, d'où coule la sérosité, qui empêche la chaleur de la partie de les dessecher. Cette sérosité amollit aussi les alimens secs, & diminue la sensibilité de la tunique qui couvre les gencives.

Les fibres de cette chair sont souvent relâchées : Premièrement quand le sang étant trop fluide, sa sérosité s'épanche entr'elles ; ce qui arrive quand la transpiration est empêchée en tout

R 6

le

le corps , ou en quelque partie , par
le grand froid , fur-tout par les Bifes
& les vens-coulis. Ce paffage étant
une fois fait , fitôt que le fang diffous fe raréfie , ces férofités fe dépo-
fent fur ces chairs & les rendent fpon-
gieufes.

Le froid à la tête fait fouvent couler des férofités fi âcres fur la mâchoire
fupérieure, qu'on diroit que c'eft un pei-
gne de fer qui defcend de la temple :
Cette férofité ne ceffe d'écorcher qu'on
n'aye donné du relâchement aux petites Artères, par des linges bien chauds,
& par *l'Opium* apliqué fur la temple ,
ou pris intérieurement. Le froid des
pieds , fur - tout après être mouillés,
refferrant les nerfs , donne pareillement
ocafion à la conftriction des Artères
de la tête , laquelle fait auffi verfer
ces férofités fur les machoires , dont
la douleur s'apaife en faifant chaufer
la plante des pieds.

Le froid nuit aux gencives , parce qu'agiffant fur les filets nerveux qui
entourent les Artères , il donne occafion aux férofités de fortir par leurs
pores , comme on le voit quand ces
canaux font liés. Le froid à la tête
produit encore cet effet, par le ferre-

ment des branches du nerf de la cinquième paire, qui lient les Artères & les veines lesquels s'insèrent avec eux dans la racine des dens.

La constriction de ces Artères arrive aussi par des spasmes, comme celui de la fille de qualité dont j'ai parlé dans le *Traité des vapeurs*, qui commençant près du coude, montoit à la mâchoire, où elle sentoit des douleurs si vives, qu'elle étoit obligée de crier, rendant par la bouche beaucoup de sérosités, lesquels paroxysmes revenoient tous les deux jours.

Les fluxions sont fréquentes à ceux dont le sang est chargé de beaucoup d'acides, lesquels incisans ses parties sulphurées, le rendent trop coulant. Quand ces sels sont corrosifs ils rongent les fibres des gencives, ce qui donne lieu non-seulement à leur gonflement, & aux petits abscès qu'on y voit, lesquels produisent le pus & la mauvaise odeur dans les affections scorbutiques; mais aussi aux excrescences qui s'y forment.

Quand le sang est trop séreux par le défaut des fermens, comme il arrive à ceux qui sont d'une foible constitution, il faut l'animer par des alimens qui puiſſent produire bien des eſprits, comme ſont les chairs, les racines, les herbes chaudes, le vin,&c. , & ſe ſervir de petits purgatifs reïterez, qui diminuent la quantité de ces eaux, leſquelles affoibliſſent le Diſſolvant de l'eſtomac.

Lorſque la ſéroſité du ſang vient de ſa diſſolution par les acides , il faut les mortifier par les alkalis continuez.

En l'un & l'autre cas , on doit affermir le gencives , & exprimer les ſéroſités qui y croupiſſent.

La premiere indication ſe remplit par les racines de *Tormentille* & de *Biſtorte* mâchées , ou leur decoction avec un peu d'*Alun*.

On ſatisfait à la ſeconde par le *Creſſon*, le *Cochlæaria*, la *Sauge* machée , ou par leurs eſprits , en s'en mouillant les gencives.

Les alimens ſecs diminuent bien les ſéroſités , quand elles ſont produites par la foibleſſe du ſang ; mais lorſque ces ſéroſités ſont acides ils les augmentent , comme je l'ai vû , outre l'exemple que j'ai raporté , en pluſieurs perſonnes , auxquelles l'abſtinence des liquides avoit rendu le ventre ſec , & le ſang plus ardent.

Les glandes des gencives reçoivent

souvent des parties hétérogènes. J'ai vû
à Châlons sur Saône un homme guéri
de la fièvre quarte par le Quina, dont
il avoit fait un grand usage, qui pendant plusieurs mois apercevoit le goût
du Quina en pressant une des gencives.
J'ai vû vû ici une fille de qualité (a)
attaquée d'une fièvre tierce, qui fut emportée par le Quina ; une partie de ce
levain s'étant cantonné en quelques
glandes des gencives, elle aperçût pendant deux mois, de deux en deux
jours, à lheure de l'accès, une douleur
en cet endroit avec de l'amertume ,
qui étoit suivie d'un sommeil de quelques heures, puis elle reprenoit ses forces & sa gayeté ; ce qui indique, que
le Quina est un alkali, qui sait avec
l'acide de la fièvre souvent des *Coagulums*, lesquels causent ces retours quand
ils se décomposent.

Ces *Coagulums* demeurent quelquefois
long-tems avant que se déveloper : Un
de mes parens, travaillé à l'entrée de
l'Hyver de la fièvre quarte, s'en délivra
par le Quina ; elle revint au Printems,
tous ses accès commençant par une
douleur vive au bout d'une oreille :
J'en ai traité un autre cruéllement tour-

(a) Me. de Wfl...

menté par la même fièvre, que fut guéri
par ce remède en la même saison, laquelle parut après l'Hyver, tous les accès étant précedez par une douleur aiguë dans un côte du nez : Et j'ai
vû une Demoiselle dans un Château
voisin, dont la fièvre guérie par le Quina parut trois mois après par un grand
froid aux pieds, suivi d'une toux fort
pressante, qui duroit trois ou quatre
heures ; ces paroxismes venoient tous
les jours à la même heure, sans causer beaucoup d'altération, & de fréquence dans le poulx.

Les gencives retiennent beaucoup les
parties hétérogènes qu'elles reçoivent,
lesquelles par ce sejour s'y exaltent : Un
de nos bourgeois menacé de Phtisie
prit pendant quelques jours du lait d'une
vache qui paissoit dans un lieu où il y
avoit de l'ail, dont il n'apercevoit pas
le goût, lequel il sentit ensuite d'une
manière fort incommode durant quelques mois.

Quand l'acide est trop abondant dans
le sang il ronge les gencives, les en-
flamme, & y cause une démangeaison
insuportable, comme je l'ai vû en
une Dame scorbutique de ce lieu,
dont les acides étoient si puissans qu'ils

écorchoient le gosier quand elle vomissoit , ce qui lui arrivoit souvent ;
elle ne pouvoit arrèter ce *prurit* que
par le mélange du Diaphoretique d'antimoine avec les yeux d'ecrivisse , &
la corne de cerf préparée.

J'ai vû une Dame, à qui cette démangeaison étoit si insuportable qu'elle déchiroit ses gencives avec les ongles,
qui se servit utilement de la poudre de
corail , d'yvoire préparé , & d'Antihectique, mêlez par égales parties.

La décoction de *Trefle aquatique* , prise intérieurement , mortifie les acides ,
& en s'en gargarisant , affermit les gencives & exprime ces mauvais sucs.

CHAPITRE III.

Des maladies des Dens.

LEs dens sont comme des pistons ,
qui brisent les alimens , & les reduisent en pâte avec la salive. Leur
fonction est si considerable , que l'Auteur de nôtre Etre a disposé les estomacs
suivant leur action.

S'il est rare de voir deux rangées de
dens , comme le raporte *Helvigius* d'u-
ne fille de qualité, en la mâchoire inférieure , il ne l'est pas moins de les

voir jointes , comme il eſt arrivé à
un Laboureur de la Comté de Bourgogne , ſuivant la rélation d'un Dentiſte
(a) , qui ne paſſoit pas pour menteur ;
les dens de ce Païſan en la machoire
ſupérieure & inférieure n'ayant point
de diviſion , à la manière des *Tortuës* ,
dont les demi-cercles cartilagineux com-
poſent les deux mâchoires. Il ſouhai-
toit de voir ſa fin , pour mieux connoître la diſpoſition de leurs racines ,
mais la ſienne arriva ici auparavant.

Les dens ſont compoſées de deux
parties , l'une tient de la nature de l'os ,
l'autre de la pierre. La première occupe toute la dent dans leur alveole.
La ſeconde couvre toute la partie ex-
térieure au-deſſus des alveoles , qu'on
apelle l'Email des dens ; la partie du
dedans en a auſſi des portions , comme
on le voit par l'inégalité de nos dens ,
quand elle ſe gâtent.

Cette partie pierreuſe eſt propre à
garantir les dens des impreſſions de
l'air & des acides de la ſalive , puiſque
les lieux qui n'en ſont pas couverts ,
comme lorſque les gencives ſont rongées , ſe carient fort facilement. Elle ſert
auſſi à fortifier les dens , & empêcher

(a) Mr. Louv.

que la partie supérieure ne s'use pas sitôt. Aussi dans les animaux qui mâchent le plus, on voit ces lames facilement dans le milieu des dens, comme en celle des chevaux.

Pour soûtenir les dens dans les efforts violens qu'elles font quelquefois en mâchant, les gencives les environnent de toutes parts, étant soûtenuës par une membrane qui les couvre.

Les maux de dens viennent souvent d'une sérosité salée, qui pique cette membrane. On aperçoit cette sérosité quand par des cure-dens on ouvre quelques capillaires des veines des gencives.

Quand cette sérosité est fort salée, comme aux scorbutiques, elle carie les dens.

Quand la carie penètre jusques à la racine, elle cause des douleurs très vives, à cause du nerf qui s'y insère.

Quand la sérosité salée, ou acide, verse sur le perioste, qui tapisse la partie inférieure des gencives & s'attache à la racine des dens, la douleur est très violente.

Les dens font percées le plus souvent entre les jointures, par les petites portions des alimens qui s'engagent en-

tr'elles , lesquelles retiennent quelques
gouttes de cette sérosité , ou par les
inégalités du tuf, qui se forme contre les
dens. La dent se carie au dessus du
colet, lorsque la sérosité acide séjourne dessus les dens pendant le sommeil,
quand les dens ne se touchent pas ;
ce qui arive dans le retour de l'âge ,
& à ceux dont la constitution ne permet pas en ce tems , de bien serrer les
machoires par le défaut des esprits

Le tuf s'attache aux dens peu à
peu, & quelquefois en peu de tems.
Je l'ai vû en l'espace d'une nuit couvrit la partie inférieure des dens.

Cette croûte vient de la jonction
des acides avec les alkalis, qui découle des glandes salivaires. Ce tartre s'attache aux dens par la pression de l'air
(a) Ainsi la bale de plomb, qui entra
dans la vessie fut environnée d'une croûte de pierre : J'ai vû à Rolle une Dame, qui en mangeant des cerises, un
noyau de la plus petite espèce entra
par le conduit des narines dans sa partie

(a) Fabr. hyld. obs. 10. de Lithot. Bau-
hinus raporte un fait semblable, Barth. cent.
3a. cap. XXXV. Molinitus une aiguille d'or
dans une pierre de la vessie. Bartol. cent. 22.
cap. 18.

cie supérieure, où il resta six mois sans
l'incommoder, elle le rendit en éter-
nuant : L'ayant examiné, je le trouvai couvert d'une croûte de tuf de l'é-
paisseur d'une demi-ligne.

Ce tartre naissant dans les affections
scorbutiques, où le sang est chargé de
sels, la sérosité qui en découle s'arrêtant sur ce tartre, ronge la partie
pierreuse de la dent à la manière de
l'Eau-forte

Les vapeurs, qui dans les fièvres
ardentes s'elèvent de l'estomac, s'ata-
chent aux dens par la solidité de leurs
parties, le repos de celles-ci arrêtant le
mouvement de celles-là : Cependant la
noirceur qui vient aux dens ne fait pas
d'impression sur elles, ces parties sulphurées n'entrainant pas des sels, comme
je l'ai vû arriver plusieurs fois.

Les maux de dens sont quelquefois produits par des spasmes : Un Pasteur de ce lieu se plaignoit d'une violente douleur des dens canines d'un
côté, sans qu'il y eût fluxion sur la gencive; cette douleur quelques jours après
fut suivie d'un mouvement convulsif
de la lèvre inférieure; l'opression de Poitrine étant survenüe, il cessa : Une jeune Demoiselle de Berne ayant depuis

quelques jours mal aux dens sans salivation , la douleur disparut tout à
coup ; mais quelques momens après ,
elle fut saisie d'un serrement de cœur si
grand qu'elle suffoquoit, qui fut calmé
par la saignée. J'ai remarqué le même
changement du torrent des esprits , en
une Dame de ce lieu par la saignée ;
cette personne depuis quatre jours étant
cruellement tourmentée d'un mal de
dens , cette évacuation , quoique petite, lui causa un mouvement convulsif de toutes les parties de son corps ,
parlant en extravaguée , ce qui dura un
quart d'heure , & le mal de dens cessa.

La Boisson froide après le bouillon ,
ou la soupe trop chaude , gâte les dens ;
ainsi le cristal rougi au feu se fend en le
trempant dans l'eau froide : Ceux qui
ont peu de dens les échaufent en mangeant des alimens secs & durs , auxquels
le vin , ou l'eau bien froides sont nui-
sibles.

Les dens qui sont facilement aga-
cées ont beaucoup de disposition à
être gâtées , soit que cela vienne de la
grandeur de leurs pores , ou de ce qu'elles ont moins de parties huyleuses, auxquels les acides sont fort contraires.

Les dens tombent souvent aux

personnes âgées sans douleur par le dépôt des sérosités, qui se fait sur les gencives, lesquelles relâchent leurs fibres sans les irriter.

J'ai vû les dens tomber par la Gangrène : Je fus apellé pour voir la fille d'une Baronne, (a) âgée de trois ans, que l'on tint trop chaudement durant la petite verolle, dont les gencives supérieure & inférieure d'un côté tombèrent avec les dens; la peau de la moitié du palais s'enleva, & le *vomer* fut dissous; tellement que la cavité du nez communiquoit avec celle de la bouche. Les remèdes eurent le succès qu'on en espéroit, les gencives & les dens revinrent, l'ouverture du palais se ferma, & elle se porte bien

Les dens sont cariées, ou elles ne le sont pas. Le remède le plus sûr est d'arracher celles qui le sont, excepté lorsqu'elles sont toutes noires, ou que plusieurs n'en composent qu'une; comme je l'ai vû de deux incisives avec la dent de l'œuil en la femme d'un Pasteur, âgée de cinquante ans; il est à craindre que leur extraction ne cause la gangrène ou le Cancer. On doit la retarder pendant la grossesse pour prevenir

(a) Me. la Bar. de R.

un acouchement prématuré.

La dent arrachée, non-feulement ne fait plus de douleurs ; mais elle ne produit pas la carie aux autres comme elle faifoit par les décharges de férofités fur les gencives, à l'occafion des violentes douleurs qu'elle caufoit : Celle qu'on fouffre en l'arrachant empêche bien des gens de prendre ce parti, furtout quand on emporte un des côtés de l'alveole, ce qui m'étant arrivé par deux fois, je fis faire un burin avec lequel on perça la dent de haut en bas ; le burin en tournant me caufoit un peu d'étourdiffement, en aprochant la racine j'aperçûs quelque douleur, j'y fis couler une goutte ou deux d'eau forte, qui bouillonna fans me faire mal, & la dent fut infenfible. Ce qui arriva une feconde fois de la même manière.

Pour conferver ces dens malades, on fait entrer dans la carie de l'encens, du lait de Titimale, & le fer rouge.

Ces moyens fouvent ne calmant pas les douleurs on eft obligé de recourir à la teinture d'Opium dans l'eau de vie, ou à la décoction faite dans le vin rouge de Pyrethre, de Gingembre, d'Opium & de Camfre.

Quand les dens ne font pas cariées,

On calme les douleurs qu'elles causent par la saignée, & même réiterée quand les humeurs sont abondantes, ou le mal violent.

Il est même quelquefois nécessaire d'employer le purgatif pour faire sortir les sucs qui fermentent dans les intestins & dans les veines.

On procure aussi quelquefois la sortie des sérosités du sang par des gargarismes; comme avec la décoction chaude de racines d'ortie, qu'il faut continuer un jour ou deux, afin d'épuiser sa superfluité, puis on affermit les gencives avec la décoction de Tormentille, d'écorce de grenade, ou de calices de glands.

Pour calmer la fougue des esprits, on aplique sur les temples un emplâtre fait avec le mastic, au milieu duquel on met deux ou trois grains d'extrait d'Opium; & quand le mal de dens est produit par le spasme, comme dans les affections des hypochondres, on en met encore sous l'oreille, à la sortie du nerf, qui fait la patte d'oye.

Plusieurs personnes ont été délivrées de ces fluxions en se faisant souvent raser la tête; ces sucs se consumant par

la production des chéveux , & par sa
transpiration, qui, par ce moyen, est plus
abondante.

L'usage du tabac en poudre à produit le même éfet en plusieurs , en empêchant ces sérosités de se déposer sur
les gencives , par le mouvement qu'il
donne au sang, ce qui l'oblige à les porter dans les glandes des intestins ou de
la peau , où elles se filtrent , & s'en
vont par les selles ou par la sueur.

L'excès en est cependant fort nuisi-
ble , comme je l'ai vû en un jeune
homme (*a*) de mérite de ce lieu , qui
fut attaqué d'une inquiétude qui le
desoloit , à laquelle se joignit une
douleur insuportable , qui commençoit entre les deux sourcils , laquelle
l'empêchoit de dormir. Je crus que le
tabac avoit mis les esprits animaux en
trop grand mouvement par les pico-
temens réïterés des *processus mammillai-*
res , & qu'ils avoient causé le spasme
dans le canal apellé *la faucille* ; puisque la douleur se faisoit sentir dans toute son étendue. Je jugeai que pour dé-
semplir ce *sinus* il faloit ouvrir la jugulaire pour calmer ce spasme , lui
donner le narcotique , puis lui faire

prendre la teinture de Quina, afin de prévenir les bouillonnemens du sang; ce qui fut suivi du succes qu'on espéroit lequel n'arriva pas à une jeune femme demeurant à Rolle, quoiqu'elle fût d'un meilleur tempéramment.

Cette Demoiselle (a) ayant apris la détention de son mari, quoique ce ne fût pas pour un sujet criminel, en fut très affligée. Pour diminuer en quelque manière son déplaisir elle prenoit du tabac en poudre, & s'y acoûtuma si fort, qu'elle s'en servoit même la nuit. Peu de tems après il lui survint un mal de tète, qui ne discontinuoit point. Les rafraichissant, les saignées du bras, du pied, l'aplication des sangsues au frond & sous les oreilles, celle des ventouses sur le épaules, les véficatoires, les purgatifs, les pillules mercuriales, tout fut inutile. Elle consulta d'autres personnes, qui ne furent pas plus heureuses que moi, elle perdit la vûë, puis la mémoire, & elle devint paralitique du côté droit. Avant que de mourir elle se plaignit d'un gros poids sur la tète, que je croyois ètre causé par une *hyda-*

S 2

tide

(a) Me. Gris.

tide, produite par l'irritation fi réiterée
du nerf du nez , dont la contraction
s'étoit communiquée à la Dure-mère ,
laquelle on trouva après fa mort ; ce
qui confirme bien le fentiment de l'illuftre Monfieur *Fagon* fur l'abus du
tabac,

Je vois à préfant une femme qui prenant jour & nuit du tabac d'Efpagne,
fe plaint d'un bandeau qu'elle a fur le
frond , d'une enflûre au deffus des
oreilles, où il ne paroit rien, des ané-
antiffement où elle tombe en s'affou-
piffant, & des palpitations.

La fumée du tabac agit d'une autre
manière ; elle ouvre les glandes & les
pores du palais & des gencives , par
lefquelles s'écoule cette férofité , & ainfi on en prévient les amas dans le fang,
& par conféquent leur déchargé fur les
dens. Elle eft néanmoins nuifible ,
quand elle eft exceffive, comme il arriva à un Eccléfiaftique qui fumoit dès le
matin jufqu'au foir , lequel perdit la
vûe

Les Confiffeurs auffi bien que ceux
qui mangent beaucoup de fucrerie ,
ont les dens cariées avant le tems.

Le maftic conferve beaucoup les
dens , comme il paroit par les ha-

bitans de l'Isle de *Chyos*, d'où cette
gomme vient, lesquels en mâchant soir
& matin, ont les dens très bonnes ,
quoique l'air de la mer les gâte par tout.

Les viscosités qui s'attachent aux
dens, arrêtant la partie acide de la salive, causent souvent leur carie. Pour
les en nettoyer le gargarisme fait
avec le vin après les repas & le matin à jeûn, produit très bien cet effet.
Si son odeur déplait à quelques personnes, on peut mâcher après un peu
de canelle ou de muscade.

Ceux qui les ont chargées de tuf peuvent se servir du *Cristal*, de l'*Yvoire* &
de la *Racine d'Iris*, reduit en poudre impalpable, avec un peu de *musc*.

Si on les veut en Opiate, on peut
les incorporer dans de la Conserve de
roses liquide.

En frottant les dens il ne faut pas
blesser les gencives, car en découvrant
leur partie osseuse on les expose à la
carie.

Le suc qui forme les dens est quelquefois si abondant, qu'il en nait aux
côtés, lesquelles il faut arracher, parce qu'elles blessent la langue ou les lèvres. J'ai vû un jeune garçon, à qui

on en a arraché trois en peu de tems.

Lorsqu'il se forme du pus entre la racine de la dent & la gencive, il carie la mâchoire. J'ai vû à Rolles une Dame, qui en avoit une depuis plusieurs années ; on arracha la dent, on passa un fer rouge dans la fistule, & elle guérit promptement. Souvent la dent arrachée suffit. Elles sont quelquefois si pénétrées des acides que leur substance est noire ; ce que plusieurs apellent dens chancreuses, qu'on ne doit pas ébranler : J'en ai vû au contraire deux en devant à une fille de qualité, qui s'étoient usées jusques au colet sans fluxion & sans douleur, quoique celles qui étoient à côté ne le fussent pas ; elles étoient blanches & très polies en la partie usée, où il paroissoit quelques points plus blancs que les autres. Il faut que leur substance fût plus tendre.

On arrête souvent le mal de dens par du vinaigre, du suc de grande joubar- & d'autres rafraichissans, qu'on met dans l'oreille, mais ils causent quelquefois la surdité.

On arrête le mal de dens en brûlant un rameau de l'Artère carotide, qui passe sous la partie supérieure du grand cercle de l'oreille, lequel se porte aux dens, puis on le cicatrise.

La femme âgée de soixante ans, dont parle *Borel*, étoit exempte de ces maux, n'ayant jamais eu dens.

CHAPITRE IV.
Des maladies de la Machoire inférieure.

CE seroit inutilement que les lèvres seroient flexibles, les gencives fermes, & les dens bonnes, si la mâchoire inférieure n'avoit pas son mouvement naturel, puisque la force des dens en dépend.

Ce mouvement est empêché quand les muscles qui l'élèvent sont imbibés de quelque suc gluant, qui ne permet pas à leurs fibres de se relâcher pour se prêter à la contraction des muscles antagonistes ; ces sérosités âcres piquant leurs fibres, les font aussi resserrer ; alors la bouche ne peut s'ouvrir, ni le malade prendre des alimens solides, les seuls liquides passant par l'intervalle qui est entre les mâchoires ; car l'inférieure étant retirée en arrière, les dens d'embas ne répondent pas aux supérieures.

Dans les affections scorbutiques ces
S 4
mus-

muscles sont attaqués de convulsions.
J'ai vû deux personnes qui en étoient,
souvent saisies en parlant & en mangeant ; ces spasmes duroient quelquefois peu, & quelquefois beaucoup, suivant la quantité des esprits animaux qui
s'y déterminoient, laquelle étoit quelquefois si grande, que la mort s'ensuivoit,
comme je l'ai vû arriver à un habile
Chimiste. (*a*)

Le mouvement direct des esprits
n'est pas le seul qui produise ces convulsions ; leur retour fait quelquefois le
même éfet, comme j'ai vû en une fille
(*a*) dont j'ai parlé, de qui la vapeur
du bras montoit en serpentant. J'ai
remarqué quelque chose d'aprochant
en une autre jeune Demoiselle au Château de Lausanne.

J'ai vû la femme d'un Laboureur,
qui se plaisant à voir ruminer ses bœufs,
en avoit contracté le mouvement ; sa
mâchoire se mouvoit continuellement
de la droite à la gauche.

La tumeur de la Parotide produit
le serrement de la mâchoire : Un homme d'ici en eut une, qui pendant quinze
jours ne lui permit de prendre que très-

peu

(*a*) Mr. de Sosign.   (*b*) Me. Du R.

peu de bouillon par l'intervalle fufdite des dens.

Le dépôt de vifcofités fur ces muf-clus , foit qu'il foit produit par des caufes externes , ou internes , eft di-minué par la faignée & les purgatifs, qui vuident les glaires ; le lait chaud où le fafran a bouilli ; les cataplàmes compo-fez avec les racines de *Guimauve* & de *Bryonia* , *l'huyle de Scorpion* & le *fafran* avancent la fupuration de cette tumeur.

Quand la *fluxion* eft caufée par une Bife trop forte , ou pour s'ètre lavé la tète avec l'eau froide , la bouche fe ferme quelquefois , comme il arriva à un Capitaine de ce lieu, qui ayant fort chaud s'en fervit pour fe faire ra-fer la tète. Immédiatement après fa bouche fut fermée.

Comme l'air chaud, les linges chauds, le parfum de maftic , ouvrant les po-res , guériffent cet accident dans le pre-mier cas , la fomentation avec l'efprit de vin rémédie an fecond.

Ceux dont la peau eft épaiffe & fer-me foufrent rarement en ces ocafions, comme on le voit aux Vilageoifes du païs Allemand , qui dant les plus grands froids , ne mettent fur leurs tè-

tes ,

tes qu'un morceau d'étoffe de la grandeur d'un écu. En Moscovie on ne se
fait pas de la peine en sortant d'un bain
chaud de se plonger dans l'eau froide.

Contre le spasme de la bouche, l'infusion du *Sedum* à fleurs blanches, faite avec la Sauge & le Cresson dans le
vin rouge en un pot bien couvert ,
aussi bien que celle du Trefle d'eau ,
Menianthes , sont très bons en gargarisme , après avoir fait les remèdes généraux , comme sont la saignée , les purgatifs , & le bain.

CHAPITRE V.

Des maladies des Jouës.

LEs jouës renvoyant sous les dens
les morceaux qui s'en écartent ,
contribuent beaucoup à leur trituration ; aussi elle est fort imparfaite quand
leur mouvement n'est pas libre. Ce défaut leur arrive quand les petites glandes de leur tunique intérieure se changent en ulceres ; ce qui vient de deux
causes. La première de ce que les ou-
vertures de ces glandes sont bouchées,
comme on le voit souvent aux enfans,
par la partie la plus grossière du lait qu'ils
tettent , laquelle en s'y arêtant couvre

toute la partie interne de la bouche.

Ces glandes filtrent un suc assés fluide pour humecter cette tunique ; mais quand il est retenu il devient corrosif, & il ronge la glande qui le contient , puis les fibres voisins , & ainsi il enflamme & endolorit cette partie.

Cet ulcère ne s’élargit pas beaucoup, parce que sa matière est en petite quantité , aussi bien que les sels acides qu’elle contient ; aussi ce ferment se dissout par son action en peu de jours , moyennant que le sang ne soit pas mal conditionné.

L’autre cause qui fait croupir ce suc, c’est quand il est trop épais , ou qu’il est stiptique , ou astringent ; auxquels cas ces ulcères deviennent plus grands.

On remarque encore ces petits ulcères aux enfans quand ils succent un mammelon trop dur , ce qui les empêche de tetter, & les fait mourir, si on ne change de Nourrice.

Ces aphtes sont plus ou moins mauvais selon la qualité du sang. Aux enfans l’huyle de semence de rave chargée d’autant de sucre qu’elle en peut dissoudre , est excellente ; de plus elle relache le ventre.

 Les

Les aphtes les moins douloureux se guérissent avec l'eau d'orge & le miel rosat. Quand ils le sont plus, on fait le gargarisme avec les semences de melons, de cocombre, & l'eau de *Salanum* avec le miel, & on nourit les personnes avec l'orge non grué, cuit avec le beurre frais, qu'on fait passer par un linge, où l'on ajoute du sucre rosat.

Quand ils sont plus mauvais, on fait le gargarisme avec la décoction d'argentine, où on met quelques gouttes d'esprit de souffre, ou :

Prenez de la décoction de l'écorce interne d'ormeau, faite dans l'eau ferrée, six onces, du sirop de framboises & de meures, de chacun une once.

Les ulcères qui viennent du mal vénérien ne se guérissent que par la salivation, laquelle étant finie, on se gargarise la bouche avec la décotion de *pirola*, de *vergé d'or*, de *roses rouges* & de *balauste*. Ceux qui viennent des coups de feu demandent les dessicatifs les plus astringens, comme sont les poudres de *tormentille*, de *bistorte*, avec le *Colcotar*, pour étrécir les vaisseaux salivaires.

Les ulcères qui se forment entre *l'orbiculaire* & le *Buccinateur* sont aussi beau-

coup de peine , ne pouvant être guéris que par les déterfifs aftringens ,
comme font la décoction de *fanicle* ,
de *pied de lion* & de *pilofelle* avec le Beau-
me du Perou , qu'on incorpore dans
le fucre pour l'y mêler.

Quand ces ulcéres fe forment par la
corruption du fang , on le doit beaucoup purifier , & fe fervir des gargarifmes fufdits , où on mêle quelques gouttes de Baume du Perou.

Aux ulcéres qui arrivent , lorfque le
fang eft à peu près tout diffous , comme dans le dernier période de la Phtifie , on doit adoucir le fang par le lait ,
les alkalis fixes , les gelées de corne de
cerf , & gargarifer fouvent la bouche
avec les mucilages de femence de coins ,
de *pfyllium* , dans l'eau de plantain , ou
de *nymphea* , y ajoutant le fyrop de
rofes féches , afin de diminuer les douleurs que la falive caufe par l'écor-
chûre de la partie interne de la joue , laquelle s'étend fouvent jufques au bord
de la lèvre , & defcend au gofier.

Les émulfions faites avec les femences de melons , de cocombres , de pavots blancs de l'année , tirées avec l'eau
de laitues , & adoucies par le fyrop
d'althea font très bonnes.

CHAPITRE VI.

Des maladies de la Langue.

LA langue fert confiderablement à la *trituration* des alimens , puisqu'elle en renvoye les morceaux fous les dens , afin que par leur broyement & par la falive ils foient reduits en pâte. Pour cet éfet elle eft compofée d'un très grand nombre de fibres charnus , & de glandes , dont le fuc fert à les humecter intérieurement. Auffi les dérangemens qui arrivent à cette partie nuifent beaucoup à la digeftion.

Le premier accident qui arrive à la langue eft la fluxion , laquelle la fait groffir fi confiderablement , qu'elle demeure fans mouvement, & même rend quelquefois la refpiration difficile ; auquel cas ces perfonnes ne peuvent vivre que de liquides.

Pour guérir cette maladie on faigne aux pieds & aux bras , on ouvre la ranule , on fait des frictions fur les épaules , on y aplique des ventoufes, & on les fcarifie , on fe fert de gargarifmes , comme font les fuivans.

Prenez de l'écorce moyenne de frêne , trois onces , de l'eau d'orge , une

livre & demie , faites les cuire à la diminution du tiers , diſſolvez dans la colature du miel roſat une once & demie , de l'eſprit de vitriol , vingt gouttes , ou :

Prenez des eaux d'argentine & de
ſolanum , de chacune deux onces , du
miel roſat & du ſirop de meures , de
chacun demi once , du ſucre de ſaturne , dix grains.

Quand il nait des tubercules ſur la
langue , on les touche avec l'huyle de
ſouffre & de vitriol , & ſi l'inflammation
s'y met on ſe peut ſervir de ce gargariſme :

Prenez de l'eau de fray de grenouil-
le , & de *ſolanum* de chacune deux onces , du ſirop de roſes ſéches , une once , de l'eſprit de vitriol , à une agré-
able acidité.

On aperçoit ſouvent des fentes à la
langue , ſurtout aux mélancholiques ;
Quand elles ſont profondes , elles ſont
douloureuſes , & elles empêchent ſon
mouvement.

Ayant adouci le ſang par les alkalis,
par les demi-bains , par les bouillons
de veau , de poulet , & par l'abſtinence du ſalé & des épiceries , on ſe ſert de
ce gargariſme , ou de ſemblables :

℞ Tirez le mucilage des pepins de coins , & de la graine de *pſyllium* , de chacun deux dragmes , de l'eau de plantain , ſix onces , du ſirop de roſes ſéches , une once.

Il ſe forme quelquefois des levains dans quelques glandes de la partie ſupérieure de la langue , que ſe communiquent dans les glandes voiſines , ſans cauſer de la rougeur. J'en ai vû en un jeune homme , dont la petite élévation commença au bout de la langue du côté droit , qui s'étendit dans toute cette moitié ſans paſſer à l'autre. Comme il en étoit peu incommodé il n'y fit pas des remèdes , ce ferment ſe diſſipa en quinze jours ſans produire des accidens , ce qui fit comprendre que ce levain n'étoit pas ſoûtenu par une mauvaiſe diſpoſition du ſang.

Il n'en eſt pas de même des viſcoſités , tantôt blanches , tantôt jaunes & quelquefois noires , que ces glandes produiſent , leſquelles viennent toûjours d'un feu caché dans les entrailles, quoique le poulx ne ſoit pas fréquent. Quand les déterſifs les emportent ils n'ont pas des ſuites dengereuſes ; mais lorſque ce ſuc , ſe durciſſant , forme ſur la langue des filets jaunes , longs &

fi épais, qu'ils reffemblent au velours,
ils préfagent de grans orages.   Je fus
apellé à Rolles chés un Procureur pour
voir un jeune garçon de Nion, qui fe
plaignoit d'un mal de tête.   Le poulx
étoit très peu éloigné de l'état naturel,
mais la langue étoit couverte de filets
fort jaunes, que le gargarifme ne put détacher.   Je lui confeillai l'Emétique. Il
crut que fon mal n'étoit pas affés grand
pour un remède fi violent : Il tomba le lendemain dant les convulfions,
& mourut dans la nuit. J'ai vû la langue d'un jeune Pafteur dans cet état,
lequel avoit feulement du dégoût, qui
quelques jours après tomba dans une
fièvre maligne, dont il revint avec peine.   J'ai vû un favant homme, qui a-
près une fièvre continuë fembla être rétabli ; mais ces filets jaunes continuans
à paroître fur la langue il eut une rechûte très dangereufe.   Un Pafteur âgé
de cinquante ans fe portant bien, fa
langue fe chargea de ces filets jaunes,
qui furent les avant-coureurs d'une intempérie dans les vifcères, qui caufa
plufieurs grands accidens, lefquels ne
finirent que lorfque la langue reprit fa
couleur naturelle.

La langue fe trouve fouvent dans un

état tout opofé à celui-là , fa fuperä
ficie n'ayant point de ces filets , mais
étant fort lifle , toûjours humide , &
fouvent découpée.   Je l'ai vûe continuer de cette manière jufqu'à la mort,
quoique la fièvre fut fort grande.   Ce
qui arrive lorfque les acides ont beaucoup diffou le fang.

Dans les maladies de vapeurs , la
langue eft quelquefois découpée , comme en écaille , cette efpèce de déchi-
rure paroiffant non-feulement pendant
les paroxifmes ; mais auffi , long-tems
après , ce qui marque des difpofitions
à le retour.

La fièvre maligne qui emporta en
1706. tant de monde ici par la Diarrhée , la défaillance & le tranfport au
cerveau , ne pût être furmontée que
par l'Emetique , quoique les malades
ne paruffent pas en état de le pouvoir
foûtenir Tous eurent la langue d'une
rougeur de ponceau , avec une urine
qui aprochoit de fa couleur naturelle ,
laquelle en refroidiffant devenoit laitée.
Elle dépofoit un fediment blanc fort
inégal.

La langue étoit humide , quoiqu'a-
compagnée de beaucoup de chaleur.
La perfonne en qui je l'ai vûe la plus

grande , à été la fille d'un Seigneur
Baillif de ce lieu , (a) à qui il falut toûjours de l'eau fraiche , pour en diminuer l'ardeur. Sur la fin de la maladie
l'envelope de la langue se détacha tout
à coup , & il falut se servir du mucila-
gne *de psyllium* , fait avec l'eau rose ,
pour diminuer sa trop grande sensibilité. Mademoiselle sa sœur , (b) qui en
fut aussi attaquée , fut plus d'un mois
dans le délire , croyant être à certaines heures un animal , & peu de tems
après un autre. Elle avoit un grand feu
dans la bouche.

Il se dépose quelquefois des sucs caus-
tiques sur le milieu de la langue , qui
l'écorchent. Ce petit ulcère empêche
le mouvemeut de la langue , & cause des douleurs qui sont insuporta-
bles après le sommeil , durant lequel
cet ulcère s'est côlé avec le palais , comme je l'ai vû en une femme de ce lieu
dans le milieu de sa pleuresie. J'ai vû
le même accident à une fille âgée , atteinte de la petite-verolle. On mettoit en la bouche de ces personnes ,
pour prévenir ce déchirement , le mucilage de sémences de coins , tiré avec
l'eau de plantain. Ces ulcères empor-

(a) Me. de Bond.   (a) Me. St.

tent beaucoup d'enfans dans la verolle.

La langue s'attache quelquefois au palais , par le défléchement des glandes qui humectent la lange. Ce qu'on voit souvent dans les fièvres continues, dans l'hydropisie , & par le passage de l'air quand on dort la bouche ouverte.

Ce dessèchement arrive aussi quelquefois aux glandes intérieures. Etant apellé pour voir une Demoiselle de ce lieu , (a) laquelle quoique Phtisique n'étoit pas tout à fait dans le dessèchement , je fus surpris de voir que sa langue étoit comme une éponge , n'ayant pas la moitié de sa grosseur naturelle , étant de plus parsemée de taches noires , comme des lentilles , toutefois sans douleur. Je lui prescrivis de remèdes pour l'empêcher de croire qu'on l'abandonnoit ; elle revint néanmois de cet état , & vécut plusieurs années en santé.

J'ai vû la langue d'un Vigneron de Lutry dans le même état. Il étoit hydropique du ventre & de la poitrine. Il en revint néanmoins par l'usage de la Poudre de l'Hermite , l'Emulsion des Cloportes , & par le Cresson.

On voit des marques sur la langue

(a) Me. Gagn.

des petits enfans, qui font rouges, ron-
des, dont les bords blanchiffent, qui
m'ont toûjours indiqué une fièvre
cachée. Le poulx en cet âge ne la fait pas
connoître, à caufe de la fréquence qu'il
a naturellement.   Les ayant purgé avec
le firop de chicorée compofé, ils ont
été guéris par l'ufage du firop de Quina.

L'obfervation fuivante fera voir combien les glandes de la langue on de difpo-
fition à recevoir les parties hétérogènes
du fang.   Une Dame (*a*) d'une très
illuftre famille de Berne avoit un grand
penchant à la Phtifie ; fon frère venoit d'en être emporté, quoiqu'il fût
entre le mains d'un très habile Médecin, s'en trouvant atteinte, elle vint
ici ; il lui reftoit fi peu de fang dans
les veines que je n'ofai en entreprendre
la cure qu'avec la précaution, que fi
elle mouroit dans les premiers jours,
qu'on ne l'imputât point aux remèdes
qu'elle prendroit. Ayant lié la plûpart
des fels corrofifs, cette Dame prit
des forces, & des chairs. Peu de jours
après les autres acides firent un dépot
fur les yeux, la racine de la langue, & le
gofier, qui furent écorchés, & il falut bien
des foins pour arrêter cette inflamma-

(*a*) Me. Torm.

tion, & l'empêcher de se gangrener.

J'ai vû depuis peu la peau du milieu de langue emportée par une sérosité âcre, qui produisoit une douleur semblable à la brûlure : (a) La mère de ce garçon eut aussi un bouton livide sur le même endroit qui lui causoit la même sensation, sur-tout quand elle ouvroit la bouche, ils furent guéris par le lait, le bain, & les alkalis.

Je me suis étendu sur ce sujet, parce que souvent la langue fait mieux connoître la qualité de nôtre sang que le poulx, & comme les changemens qui arrivent au sang demandent une grande attention, nous ne pouvons avoir trop de signes pour nous en procurer la connoissance. Cela a obligé les Médecins de voir la langue dans toutes les maladies, & de s'informer de ses sensations, pour tirer des indications de ses differens goûts, de sa couleur, de sa sécheresse & des viscosités dont elle se couvre.

In Morbis numquam ab ægro discedas nisi linguam inspexeris. Hæc sanguinis statum præ alienis signis apertiùs & certiùs nobis indicat. Reliqua namque signa sæpissime fallunt, hæc numquam aut rarò. Bagl.

(a) Mlle. Mous.

lib. 1. prax.

Si dans les maladies aiguës la viscosi-té , qui se forme sur la langue , y sé-journe trop , le suc des glandes de cet-te partie , ne pouvant sortir , y cause des ulcères qui ont de fâcheuses suites, par l'inflammation qu'elles causent à la langue & aux parties voisines , qu'on ne peut calmer qu'en enlevant cette peau. Alors les détersifs , comme sont *le miel rosat* , dissou dans *l'eau de plantain* , les guérissent.

La mauvaise haleine vient souvent de quelques-uns de ces petits ulcères sur la langue , ou à ses côtés , aux joues , au palais , ou aux gencives , que les gargarismes faits avec la décoc-tion de *veronique* , ou de *persicaire* , où l'on dissout le *miel rosat* , enlèvent.

Quand les glandes de la langue se dessechent par le gassage de l'air en dor-mant , on doit dégager le nez , qui est son chemin naturel , par les moyens qu'on a indiquez.

Quand ces glandes se dessechent par la consomption de l'humidité du sang, comme il arrive dans les fièvres conti-nuës , ou que ses sérosités se déposent ailleurs , comme dans les dévoyemens, l'hydropisie & autres maladies , elles

fe rétabliffent quand ces maladies cef-
fent.

On rapelle une partie de ces humi-
dités par les tablettes, qu'on roule dans la
bouche , comme font celles qui font
compofées avec le *nitre* , le fuc d'*Epinevi-
nette* & le *fucre*. La *Réglife*, le *miel violat*,
l'*huyle d'amandes douces fraîche*, mêlée avec
le *fucre* , font le même éfet.

Toutes les glandes ne fe deffèchent
pas à la fois. J'ai vû un fexagenaire
dont les glandes des gencives , du palais , des lèvres , humectoient leurs parties voifines , & la langue ne pouvoit
pas fe bien remuer pour parler &
pour mâcher les alimens : Une Dame
du voifinage , âgée de cinquante ans,
fe plaignoit amèrement de ce que la
partie poftérieure de fa langue fe fechoit;
quoique la partie antérieure & toute la
bouche fut humectée. Elle prétendoit
en prenant le bain & bûvant les eaux
fulfurées d'*Aix* en Savoye de remédier
à cette incommodité , auffi bien qu'à
une grande douleur qu'elle avoit à l'é-
paule : Ce qui n'arriva pas.

Dans l'un & l'autre cas , le roule-
ment & la maftication du maftic en
larmes eft le meilleur remède , pour

déter-

déterminer les sérosités du sang à se filtrer par les glandes de ces parties ; la
Sauge mâchée fait le même effet.

Quelquefois la sérosité n'en sort pas
par son trop grand abord , comme il
arrive au nés quand la fluxion y est
grande ; cette humeur par sa quantité
distendant les fibres de ces glandes , d'où
s'ensuit le serrement de leur *sphincter*.
Auquel cas les saignées , les laxatifs ,
les purgatifs , les décoctions émollien-
tes en gargarismes , conviennent ; comme sont celles d'*althea* , de *lis* , de *mauves & le lait*.

Il se forme quelquefois des tumeurs
au palais , qui empêchent la mastica-
tion des alimens. J'ai vû cette tumeur en une Dame Baillive de ce lieu
se dissiper en deux jours par la décoction *d'Anagallis* avec les fleurs de *Sureau* & de *Camamille*.

Quelquefois ces résolutifs ne sont pas
sufisans , & il faut venir à l'ouverture;
ce qui se fait heureusement par la lancette. L'eau étant écoulée on garga-
se la bouche avec la décoction de roses rouges & de tormentille dans le vin
rouge.

Les tubercules , qui se forment au

Tome II. T pa-

palais , se guérissent comme ceux de la langue.

Une Demoiselle demeurant à Gilly eut cinq enfans. Il se forma aux derniers mois de sa grossesse du second & du cinquième , qui étoient des mâles , un bouton au palais , duquel il couloit , de tems en tems , du sang : Ce bouton disparoissoit après ses couches , & il n'en parut point en portant ses trois filles.

La cause de ce *phénomène* me paroît aussi difficile à connoître que de celui qui arriva à Richelieu à un valet , qui ayant deux pouces à chaque main , eut des enfans dont les fils en avoient deux & les filles un ; & à Bussy près de Châlons sur Saône , à un Vigneron , lequel non plus que sa femme , n'avoit que cinq doigts à chaque main , dont deux fils avoient le doigt du milieu avec l'auriculaire de chaque main joints , & les filles que étoient nées entr'eux avoient les doigts dans l'état naturel.

Le goût contribuë aussi beaucoup à une bonne *trituration* , par le plaisir qu'on à de savourer les alimens , & c'est une des principales raisons pourquoi la nouriture qui nous plait nous est plus

ûtile que celle qui nous eſt indiférente :
C’eſt auſſi une des raiſons pourquoi dans
la paralyſie , où l’on n’a point de goût,
la pituite excède dans le ſang & qu’elle
ſe répand dans les chairs.

Dans les maladies ſcorbutiques cette
inſenſibilité produit le même éfet. J’ai
traité une jeune Demoiſelle (a) dont le
goût étoit ſi émouſſé , qu’elle ne diſ-
cernoit pas la ſaveur des alimens qu’elle mâchoit : laquelle guérit par la ſortie d’une grande quantité de pituite.

Le goût manque auſſi quand les fibres nerveux de la langue ſont endur-
cis : J’ai vû une fille (b) qui , pour
avoir mangé beaucoup de ſel & de poivre,
en avoit ſi fort diminué la ſenſibilité ,
qu’elle n’apercevoit de goût qu’aux alimens extrémement acres , ou aigres :
Elle tomba dans les convulſions , &
pour la guérir de l’intemperie qu’elle
s’étoit attirée par ſa mauvaiſe condui-
te, il falut employer les ſaignées, le bain,
& les bouillons rafraîchiſſans pendant
long tems.

Quand le goût eſt alteré par des parties bilieuſes , les Déterſifs les emportent, en s’en gargariſant ; comme ceux

T 2

qui

(a) Mle. R. du R.   (b) Mle. Gr...

qui font faits avec la décoction de *Ve-ronique* ou de *Verge. d'or* , avec le *Miel rofat* , & quelques gouttes de fuc d'Epi-ne-vinette.

Quand ce dégout vient par des par-ties glaireufes , qui envelopent les pyramides nerveufes , on fe gargarife avec la décotion de *Germandrée* , de *petite Centaurée* , ou d'*yve-arthritique.*

CHAPITRE VII.

Des maladies du Gofier.

A L'entrée du gofier , en la partie poftérieure de la langue, on voit plufieurs petites cavités remplies d'un fuc gluant, qui faifant glifler la pâte de la bouche, facilite fa defcente dans l'Oe-fophage.

Ce fuc eft quelquefois fi épais , qu'il empêche cette pâte de defcendre , ce qui oblige les perfonnes qui font dans cet état de boire fouvent & peu à la fois.

Ce fuc forme quelquefois une crou-te , qui boûchant ces petites cavités, fait refluer ce fuc gluant dans les pores des parties voifines, dont le féjour les en-flamme : J'ai vû à Nions un Commiffai-re à Terrier qui en mourut par la gangrène qu'on auroit pû prévenir en l'enlevant,

Ce ſuc en pourriſſant ne cauſe pas toûjours de l'inflammation : J'ai vû des perſonnes qui ſe plaignoient beaucoup de la mauvaiſe odeur qu'ils avoient en reſpirant, ſans qu'elle les empêchât d'avaller.

Il ſe forme ſouvent dans les fièvres malignes une peau, qui dans l'eſpace d'une nuit boûche ce détroit, lequel il faut ouvrir le matin par une injection faite avec la décoction de *Sanicle*, de *Pyrola*, & de *Miel roſat*.

J'ai vû à Orbes une Dame de quarante ans atteinte de Phtiſie, dont l'haleine étoit fort mauvaiſe : On découvrit qu'elle venoit d'une croûte qui tapiſſoit la partie poſtérieure de la langue, la ſupérieure de l'Oeſophage, & peut-être l'inférieure, car elle avoit un grand dégoût, & elle étoit travaillée par des nauſées.

Il ſe filtre quequefois par ces glandes une ſéroſité ſi acre dans les fièvres violentes, qu'elle fait craindre la ſuffocation. Pour arrêter une toux ſi preſſante je fus obligé de faire ſaigner un Epoux (*a*) au Château d'Aubonne dans

(*a*) Mr. May.   T 3   le

le fort de' la fuëur., Je fus contraint d
prendre le même parti à l'égard d'un
Gentilhomme Allemand (*a*) qui fuffo
quoit au tems qu'il fuoit , lequel
étoit refté le feul de fa famille , qu
étoit morte par de femblables débords
Ils guérirent tous deux , le premier d'u
ne fièvre continue , le fecond d'une
double-tierce , dont j'ai parlé ci-deffus
par la faignée , quoique ce fût en de
jours critiques ; car outre la raifon de
la fuffocation , la faignée fut faite , par
ce que j'avois peu d'égard aux crifes,
depuis qu'un jeune homme d'Aubonne
bien conftitué eut le feptième jour d'u
ne fièvre continue, avec un poulx plein,
une fuëur abondante , qui le jetta dans
la léthargie , dont il ne revint que par
la faignée' du pied , & l'Emetique. Les
glandes de la partie fupérieure du nez
font quelquefois fi ouvertes , qu'il en
fort une férofité , qui fe précipite par
intervalle fur le gofier , caufant une
toux violente , comme je l'ai vû fouvent , entr'autres en un Pafteur du
voifinage , qui avoit une fièvre maligne , lequel il a'oit alors promptement
foulever , afin qu'il pût refpirer & rejetter une cueillerée d'une lymphe

(*a*) Mr. Kean, il étoit le huitième.

très claire , laquelle produisit l e hocquet dont nous avons parlé.

Quand elle sort plus abondamment,
elle cause les catarrhes suffoquans , qui
ôtent la vie. C'est aparemment la cause de ces toux subites & pressantes par
une sérosité salée, qui tombe sur l'Epiglotte , apres avoir été exposé à un soleil ardent.

Les glandes du gosier ne sont pas les
seules qui se grossissent trop , celles de
l'*Epiglotte* sont sujettes au même accident ; comme on peut le soupçonner
en ceux qui respirent avec bruit , &
comme je l'ai vû au Château d'Echa-
lens en un cheval d'Espagne , qui fut
étoufé par la gourme. L'ayant fait
ouvrir pour connoître la nature de cette maladie , je trouvai non-seulement
tout le sang caillé dans le cœur & les
veines sans aucune sérosité , & d'une
manière assés ferme pour le tirer comme une corde ; mais aussi les glandes
intérieures & extérieures de l'Epiglotte
grosses comme des grains de millet ,
remplies d'une lymphe blanche épaissie , dont celles de ses extrémités bou-
choient entièrement le passage de l'air.
J'ai vû depuis peu une personne de

 consi-

considération attaquée d'Ecrouëlles, qui par cette raison ne pouvoit dormir couchée, les glandes de cette partie lui caufant en dormant une *fterteur* affreufe.

Ce paffage fe bouche auffi quelquefois aux perfonnes qui fe portent bien, quand la pituite qui fort de ces glandes eft trop gluante. J'ai été éveillé deux fois par le défaut de refpiration. Je fuffoquois. Cette extrémité m'ayant obligé de faire des mouvemens très violens, l'Epiglotte fe décola, & je me portai comme auparavant. J'ai apris depuis que le même accident eft arrivé à d'autres perfonnes.

J'ai auffi vû dans les fièvres malignes que la tunique interne de ce détroit étoit fi enflammée que les liquides ne pouvoient paffer, les efforts que les malades faifoient ne fervant qu'à les rejetter par le nez. J'ai été obligé à ce fujet de nourir un jeune Gentilhomme pendant cinq jours de lait d'amandes par cueillerées.

A l'égard du premier accident il faut, fur tout dans les fièvres malignes, nettoyer fouvent la partie poftérieure de la langue par de petites cueillerées d'argent, ou par des cure - oreilles d'yvoire.　　　　　　　　　　Quand

Quand la peau s'est formée, il la faut enlever & gargariser souvent cette partie, pour nettoyer ces petits ulcères, avec l'eau d'orge & le miel rosat.

Il en faut de plus puissans quand la peau ocupe un plus grand espace & qu'on ne la peut pas facilement détacher ; comme en la Dame dont on a parlé, laquelle guérit par la teinture de *Centaurée* & de *lierre de terre*, dont elle se gargarisoit souvent, en avallant un peu à chaque fois, ce qui emporta insensiblement cette peau.

La décoction de *Scordium* avec le miel rosat est fort bonne contre les mauvaises odeurs, qui viennent de la pituite qui croupit dans ces glandes.

On remédie à l'inflammation du gosier par les gargarismes faits avec le suc de la *grande joubarbe*, mêlé avec le *sirop violat* ; ou l'eau de *solanum* avec le sirop de *Pavot-blanc* & de *Capillaire* ; les Emulsions, les saignées, & les ventouses sur les épaules scarifiées, sont souvent nécessaires ; comme je l'ai expérimenté même dans la sueur froide.

Ces même remèdes conviennent aux glandes tuméfiées, avec les lavemens

 pur-

purgatif réïterez.

Pour prevenir les suffocations , qui arrivent par le colement de l'Epiglotte avec le *Larynx* il faut délayer le sang par une boisson plus abondante & des alimens humectans.

Dans les *Catarrhes* suffocans la saignée est très utile quand on la peut faire , & les frictions entre les épaules.

S'il est rare de voir ces capillaires des Artères s'élargir en ce détroit par l'inflammation de ses membrannes , il est encore plus quand elles s'ouvrent ; comme on le va voir par cette relation.

Un Major (*a*) homme de mérite très bien constitué, âgé de près de cinquante ans, vint ici au sujet d'un procès qui s'y devoit juger ; il se servit de cette ocasion pour se faire ouvrir la veine à cause d'une petite toux qu'il avoit.

Le Chirurgien ayant touché son poulx ne voulut pas le saigner sans l'avis d'un Médecin. Etant apellé j'y remarquai tant de desordre , qu'à la place de ce remède je lui conseilai l'Emetique. Il ne le voulut pas, quoique je lui eusse dit qu'il se préparoit un terrible orage que la saignée ne pourroit calmer ;

(*a*) Mr. Ratt.

nonobstant cela il se fit saigner ; une
heure après , le sang se porta au gosier
avec tant de violence qu'une Artère sou-
vrit , aparemment dans le *Larynx*, dont
le sang se répandant dans la *Trachée-artère* , le suffoquoit , non par sa quantité , mais par son acreté , qui l'obligeoit
à touffir :   Le trouvant en cet état
avec un visage livide, de grands soupirs,
& une respiration entrecoupée , je fis
ouvrir les fenêtres , & les veines des
deux bras , desquelles il coula près de
deux livres de sang , avant que la respiration fut rétablie ; une heure après ,
la suffocation revint avec tant de force,
qu'outre les veines des bras , je fis encore ouvrir une des jugulaires,& il falut
la même quantité de sang pour arrêter
son bouillonnement :   Deux heures
après on fut oblgé d'ouvrir les deux jugulaires , desquelles & des deux bras on
tira autant de sang pour arrêter la suffocation : Afin de prévenir les retours
de ce bouillonnement, je lui fis prendre l'Emétique par le bas & puis par le
haut , ce qui produisit peu d'évacuations : Il survint une quatrième attaque , en laquelle je fis ouvrir les deux
malleoles , avec le même succès des pré-

T 6 céden-

cédentes. Les lave-pieds, les frictions,
les ligatures, furent mis en usage, qui
ne pûrent changer la détermination du
sang ; car la toux sanglante continua,
jusques au dernier moment de sa vie,
qui fut dix heures après la première saignée.

J'ai vû souvent dans les fièvres malignes le gosier se gonfler si considérablement, que le malade ne peut pas
parler, & qu'il a de la peine à respirer;
auquel cas les lave-pieds sont fort utiles
en attendant la saignée, quand on la
peut faire, ou les lavemens purgatifs,
pour calmer la fermentation, ou changer le courant des humeurs. Je fus obligé de me servir de ce remède par trois
fois en la fille (*a*) d'un de nos Seigneurs
Baillifs avec un prompt dégagement,
qui peu apres fut suivi de la guerison.

CHAPITRE VIII.

Des maux de la Luette

LA *Luette* est une substance glandu-
leuse, couverte de la tunique du
palais, suspendue par deux muscles
pour pouvoir se remuer afin de faci-
liter le passage des alimens, & exprimer

(*a*) Mr. de watt.

la trop grande humidité dont elle s'imbibe. Elle est située en la partie postérieure du palais : Son usage est de moderer la quantité & la qualité de l'air, afin qu'il n'entre pas trop abondamment, ni trop froid en la *Trachée-artere* ; comme aussi pour empêcher les alimens de remonter dans le nés quand ils sont pressez par les muscles du *Pharynx*.

J'ai vû un jeune homme à qui elle manquoit ; l'os du palais ayant en cet endroit une ouverture triangulaire, dans l'enfance, en tettant, le lait sortoit par le nés. On le nourit en le lui faisant prendre par cueillerées, & par des pains cuits très clairs. Sa voix n'est pas bien articulée, & il ne s'expose pas aux grandes bises, & par cette précaution il est gros & gras.

La *Luette* souvent se grossit trop & ses muscles se relâchent, alors le passage des alimens & de l'air est difficile. Il est même quelquefois tout-à-fait suprimé aux petits enfans, parce qu'ils attirent toûjours ce morceau qui les incommode, & ainsi ils le font si fort grossir que, ne pouvant se servir de gargarisme, il les étouffe ; comme je l'ai vû en deux enfans âgés d'un an, qui moururent de cette manière, malgré les

ventouſes, les véſicatoires, & les lavemens ; ce qui m'a obligé de donner
aux autres l'Emetique, qui les a guéri
le même jour.

L'Emetique ne travaille pas les enfans, parce que leur Eſtomac ſe ren-
verſe ſans peine ; deux ou trois gouttes
de vin Emetique bien clair, mêlés dans
deux cueillerées de lait, ſuffiſent pour
les faire vomir, leur donnant de tems
en tems un peu de bouillon ou de lait.

Pour les perſonnes raiſonnables, la
ſaignée, faite au commencement, eſt le
grand remède, puis le purgatif, & enfin l'Emetique ſi le mal ne diminué
pas.

Le gargariſme chaud fait avec les roſes rouges, les fleurs de grenade, & la racine de tormentille, y ajoûtant le ſirop
de meures, y eſt très bon.

Quand on eſt à la Campagne la décoction de ſauge & des extremités de
ronces, coupées en tranches, fait bien,
& encore mieux avec le miel, & ſur
tout le roſat.

Le mal revenant, on previent la fluxion par la tonſure des cheveux, par
les ſachets deſſiccatifs mis ſur la tête,
& par la purgation réiterée, ainſi les
alimens peuvent deſcendre dans l'eſto-

mac avec facilité.

CHAPITRE IX.

Des Amygdales.

LEs *Amygdales* font des glandes fi-
tuées aux côtés de l'entrée du gofier, qui font compofées de plufieurs
autres, lefquelles forment de petites cavités, qui entrent dans la grande; elles
filtrent une férofité gluante, qui humecte
la partie fupérieure de ce conduit.

Quand ces glandes groffiffent elles
refferrent ce canal, & ainfi elles empêchent la defcente des alimens; ce qu'on
voit arriver fort fouvent.

Il eft rare que des crifes arrivent
par ces glandes. J'en ai vû une en un
jeune homme (a) d'une très petite tail-
le, qui fut attaqué de la Pleurefie, laquelle fe changea en fièvre maligne.
Après quelque faignées du bras, on lui
tira du fang du pied, pour prévenir le
tranfport au Cerveau, qui néanmoins arriva immédiatement après. Pour diminuer le feu de fa tête, il fe fit verfer
deffus peu à peu plus de dix fceaux d'eau
fraîche, qui lui caufoit une joie extrê-
me. Il eut enfuite un *Ptyalifme* qui du-
(a) Mr. Leselv.

dura quarante heures. Le délire s'étant renforcé, & n'ofant plus le faigner, par ce qu'il l'avoit été quatorze fois, ni par cette même raifon, lui donner l'opium, on lui fit recevoir la vapeur de *l'Opium* par le moyen d'une éponge, qui étoit imbibée de fa teinture, par ce moyen le délire & la fièvre cefsèrent.

L'ouverture de ces glandes eft quelquefois affés grande pour recevoir les Pilules qu'on avalle, ce que j'ai vû arriver en deux perfonne de confideration : Une de ces pilules, qui étoit purgative, entra en une des Amygdales, caufa une toux importune, beaucoup d'amertume & même de l'inflammation, jusques à ce quelle fut diffoute : L'autre, qui étoit faite avec l'opium, y fejourna peu, n'ayant caufé d'incommodité que par fon amertume.

Ces glandes groffiffent auffi par la pituite, qui s'y dépofe quand elle eft trop abondante & trop gluante : Ce que j'ai vû arriver à deux Demoifelles, dont le fang étoit très glaireux, ce qui les empêchoit fouvent de pouvoir avaler & de parler, lefquelles guérirent par une poudre incifive & par des purgatifs réiterez.

Dans les rhûmes ces glandes & les voisines filtrent une grande quantité de viscosités, qui est souvent mortelle dans la petite verolle, non-seulement par la sortie de la pituite, qui laisse les sels du sang trop nuds, & par cette raison trop exposés à un combat continuel, mais aussi par la gangrene qui s'y forme en chariant des sels corrosifs. Mr. Ray dit avoir expérimenté ce remède avec un succès très heureux.

℞ *Chelidonii mai. m. parvum modice tusum in vini albi ℔ ij. ad dimidiam partem coctum, capiat cochlear. ij vel iij quâlibet horâ. Efficacissimum est remedium ad gutturis exulcerationem & pustularum dissolutionem.*

L'enflûre des Amygdales par la plénitude des vaisseaux doit être combatue par des saignées réiterées, par des purgatifs, & le soir par des narcotiques.

Ceux qui ont l'ouverture de ces glandes si relachées, au lieu de pillules peuvent se servir de teintures purgatives.

CHAPITRE X.

De la descente des alimens dans l'Estomac.

LEs alimens étant reduits en pâte fort molle dans la bouche, ne peu-

vent quelquefois pas defcendre en l'eftomac, par le défaut des mufcles du
gofier, defquels la langue reçoit divers
mouvemens, qui l'aplatiffent pour leur
ouvrir le paffage, & qui la relèvent
afin de les pouffer en avant ; ces deux
mouvemens opofez fe faifant fucceſ-
fivement.

Quand la *Paralifie* attaque un côté,
l'introduction des alimens fe fait avec
peine. Quand elle eft entière, les liquides feuls peuvent paffer & encore
les rejette-t-on fouvent, comme je l'ai vû
en un Gentilhomme du voifinage (*a*)
qui avoit quatre-vingt ans.

Lors que la *Paralyfie* oecupe les deux
côtés, on ne peut avaller ni folide,
ni liquide, comme je l'ai vû en une
Dame (*b*) de foixante ans, qui avoit
de l'embompoint, laquelle tomba en
cet état prenant une taffe de caffé. J'ai
vû la même impoffibilité en une Dame de ce ce lieu, qui ne pouvoit auſ-
fi parler, defquelles on ne connoiffoit
les penfées que par le mouvement de
leurs yeux, & par leurs larmes quand
on ne leur aportoit pas ce qu'elle fou-
haitoient.

Les grands efforts reduifent auffi les

(*a*) Mr. de St. Sap.   (*b*) Mle. de Dif.

perſonnes en cette extrémité par le dé-
placement de l'os *hyoïde.*

La femme d'un Menuiſier de ce lieu
ayant pris d'un Vacher un vomitif, il
agit ſi violemment pendant deux jours,
qu'elle ne put parler , ni avaller que
quelques gouttes de bouillon ; elle mourut le troiſième jour ; ſon goſier ſem-
bloit avoir un menton. Cet *Empyrique*
fit ce que la nature n'avoit peut-être ,
jamais fait dans ſes plus grands dérangemens.

La *déglutition* eſt encore empêchée par
l'élévation de *l'Epiglotte* , quelque goüt-
tes , ou quelques petites parties des alimens entrant dans la *Trachée artère* cauſent une toux violente , juſques à ce
qu'elles ſoient dehors.

Cette élévation eſt cauſée par ſon
deſſéchement , comme il arrive ſur la
fin de la Phtiſie par le retour de l'air qui
vient du poulmon enflammé : L'élévation de l'Epiglotte provient auſſi du défaut des eſprits , ſur tout quand cette
cauſe eſt jointe à la précédente ; comme on le voit dans les fièvres malignes : Un habile Médecin de Genève ,
& moi en vimes un triſte exemple à Perroi en la femme d'un Colonel , fort
âgée à laquelle on fit prendre une cueil-

lerée de syrop, qui lui causa par son
entrée dans le poulmon un râlement
violent, qui dura plus de trente heures,
& qui ne finit que par son agonie.

Quelquefois le nerf qui se porte à
l'*Epiglotte* se bouche seul, tellement que
l'entrée du *Larynx* demeure trop ouverte. Ce que j'ai vû en un Gentilhomme (*a*) de soixante ans, & en un Vigneron du même âge, attaquez tous deux
de fièvre maligne, auxquels les bouillons & même la boisson entroient en
partie dans la Trachée-artère & les suf-
foquoient. Tous mes soins furent inutiles, & ils moururent peu de jours
après.

Je fus appellé à Berne pour voir
un Senateur (*b*) qui avoit beaucoup de
mérite, lequel avoit de l'apetit, &
le goût fort bon; mais qui ne pouvoit
avaler ce qu'il avoit mâché, Ayant
compris que ce mal venoit des sérosités
qui s'étoient déposées sur les muscles du
gosier, dont elles avoient assés relâché
les fibres pour les empêcher de faire
entrer les morceaux dans l'Oesophage,
mais non pas des petites contractions,
car ce Seigneur parloit librement, on
épuisa la plus part des sérosités super-

(*a*) Mr. de Bour.　　　(*b*) Mr. Torm.

fluës, on détourna les autres, & cet
accident cessa.

Dans la Paralysie parfaite & imparfaite la saignée du bras ou du pied &
de la jugulaire doivent se faire : Les
Lavemens composez avec la décoction
de *senné* & le *vin Emétique*, même troublé, la décoction de *Gratiola* avec
une once de *Diaphænic* où de *Benedicte
laxative*, doivent être employez & réiterez, les Vésicatoires doivent être apliquez aux bras, aux jambes, & entre les
épaules, la tête rasée, & frottée avec
le frond & les temples de *Baume Apo-
pléctique*, & le col oint matin & soir
avec l'huyle de Laurier ou de There-
bentine, ou de l'onguent d'Altea mêlé avec le Camfre.

La *Déglutition* est encore empêchée
par le Gouëtre : Ce qui arrive de deux
manières, ou quand il se forme un abscès dans sa partie intérieure, qui se fait
passage dans l'Oesophage ; ce qu'on a
vû ici en une fille qui enseignoit des enfans : Elle avoit un apetit dévorant,
aimant les choses aigres à la fureur, les
acides de son sang, secondés de ceux de
l'air qu'elle respiroit & de l'extérieur
(son col étant decouvert) figèrent la
Lymphe qui circuloit dans les glandes

& les muſcles de cette partie ; ſon apetit devorant l'obligeoit à prendre de
la nouriture quoiqu'elle ſoufrît extrèmement en l'avallant, la matière de
l'abſcès s'y mèlant, elle fut bien-tôt
emportée.

Les *Gouëtres* larges reſſerrant le goſier, empèchent auſſi la deſcente des
alimens; comme je l'ai vû depuis peu en
une Dame (a) de ce lieu, dont le ſang
étoit fort acide : S'étant négligée, il
crût ſi conſidérablement qu'il reſſerra
les jugulaires, leſquelles ne recevant plus
autant de ſang que les Arteres en por-
toient à la tète, l'y fit refluër. Sa vûé
ſe troubla, & ſon eſprit s'embarraſſa :
Pour prevenir la rupture des veines dans
le cerveaux je lui fis apliquer pluſieurs
ſangſuës ſous les oreilles, qui la déga-
gèrent : Quelques jours après étant allé dehors, elle eut une rechûte, on la
ſaigna inutilement.

CHAPITRE XI.

De l'Eſquinancie.

L'Inflammation du *Larynx* empèche
auſſi la deſcente des alimens dans
l'Eſtomac.

(a) Me. Pauch.

Elle vient quelquefois par les éforts de la voix. Les cris, les difcours prononcez vivement, diftendant trop long-tems les mufcles de l'Oefophage, donnent ocafion aux parties les plus fubtiles du fang de s'extravafer, & d'y produire l'Eréfypelle à ceux dont le fang eft ardent.

Cette inflammation arrive plus fouvent aux perfonnes dont les veines font fort remplies, quand le fang eft chargé d'acides ftyptiques, lequel s'épaiffit & fe caille facilement par les parties nitreufes de l'air. La circulation étant arrêtée, le fang, qui vient, diftend les veines, en ouvre les pores & les capillaires; d'où vient l'écoulement de la férofité, & de quelques parties du fang entre les fibres des mufcles & des membrannes de cet endroit.

Les parties nitreufes de l'air figent plus vîte les humeurs en ce lieu, parce que cet efpace étant étroit l'air s'y refferre, ainfi fes parties agiffent plus fortement fur elles; *vis unita fortior*.

Quand le fang eft gluant le froid y fait bien tôt la même impreffion. La douleur en cette ocafion n'eft pas fi aigüe; mais la difficulté d'avaller eft plus grandes, & la refpiration eft plus pénible : l'abfcès eft fort à craindre.

La grande fenfibilité de ces membrannes paroît par la toux que l'air froid y caufe, & par l'enrouüre qu'il produit ; Ce qui donne lieu à la crifpation de leurs fibres, & au retard de la Lymphe & du fang qui y circulent.

Dans le commencement de l'épanchement, & de la condenfation de ces liquides, le grand remède eft la faignée du bras, du pied, & de la jugulaire ; moyennant que la Ligature ne fe faffe que d'un côté : Les ventoufes apliquées fur les épaules, & puis fcarrifiées, la piqûre de la *Ranule*, & même la ponction fous le menton avec la lancette.

Le gargarifme fait avec la décoction de rofes rouges & le fyrop de meures convient au commencement ; dans la fuite l'infufion d'hyffope avec le fyrop de rofes feches.

L'onction du col avec les huyles de lis, de Camamille, & quelques gouttes d'Eau de la Reine d'Hongrie, eft fort utile.

Enfin le Purgatif fait avec la décoction de deux dragmes *d'Agaric* & une once de *Manne*, & même *l'Emetique*,
fui-

suivant l'*Observation* 60e· de la 4e· *Centurie* de *Riviere*, qui sauva le malade.

CHAPITRE XII.

Des empêchemens du Gosier.

LEs Alimens étant reduits en une pâte molle, sont poussez dans *l'Oesophage* par les muscles susdits, d'où ils sont conduits dans l'Estomac par le muscle *sphincterique* qui s'étend au de-là du milieu de ce canal.

Deplus ce *Canal* lui même est un muscle, comme nous l'avons dit, composé de trois tuniques, dont l'intérieure sont les tendons de la musculeuse, qui est au milieu.

L'intérieure concourt à la descente des alimens, par la sérosité gluante qui sort des glandes dont elle est tapissée.

L'entrée de ce *Canal* est quelquefois trop petite. Les personnes qui l'ont étroit suffoquent quand ils mangent trop vite, & qu'ils se pressent fort en avallant, principalement si les morceaux sont gros, ou mal mâché, parce qu'ils soulèvent d'avantage l'*Epiglotte*. Le retrécissement de ce canal dans le

retour de l'âge & dans le dernier période de la Phtisie nous assujettit aussi
à cet accident.

Ce défaut cause aussi la mort quand
l'inflammation survient : Ce que j'ai
vû en une jeune Dame, (a) qui en santé avoit eu plusieurs de ces terribles
attaques. La verolle, qui avoit couvert tout son corps de pustules enflam-
mées, en ayant rempli son gosier, ce
passage fut si retréci, qu'elle rejettoit
par le nés les bouillons qu'elle s'effor-
çoit de prendre. La saignée par trois
fois ouvrit le gosier, & elle put avaller un peu de bouillon, mais il se re-
ferma aussi-tôt : Le feu étoit si grand
en cette partie qu'il lui faloit toûjours
de l'eau fraîche dans sa bouche : Elle ac-
coucha heureusement ; ce dégagement
en procura à son gosier & elle put avaller pendant quelques heures les liquides;
mais le délire étant survenu, elle ne
voulut ou elle ne put rien prendre,
aparamment par la Gangrene dans les
parties intérieures. Un sommeil doux
la fit entrer dans une meilleure vie.

L'inflammation du gosier causées par
des épingles, des arêtes, ou des petits os,
qui se sont engagez dans ce canal, em-

(a) Me. de Sev.

pêche la defcente des alimens , & eft
quelquefois dangereufe.

Les ulcères , qui fe forment en cette
partie par une des caufes fufdites , étant
fuivis d'une cicatrice qui étrecit ce canal , rendent la *déglutition* difficile &
quelquefois impoffible ; comme il arriva à la femme d'un Apoticaire du
voifinage , qui quelques années après
en mourut , ayant reffenti de tems en
tems de la douleur en avallant , au
fujet d'une épingle qu'on avoit tirée
avec peine de fon gofier.

Ce *Canal* devient quelquefois *immobi-
le* , dont *Henric Sampfonius* donne un
exemple : Une femme ne pouvant
rien avaler mourut de faim , étant morte on trouva ce canal *cartilagineux*
depuis fon commencement jufqu'à l'eftomac.

Les fibres des mufcles de cette partie , & furtout du *fphincterique* , deviennent quelquefois paralytique. *Galien*
raporte l'exemple d'un homme qui vo-
miffoit continuellement , & avoit une
foif exceffive ; il bût beaucoup d'eau
très fraiche , par laquelle le vomiffement & la foif cefsèrent ; le malade fe
porta bien , excepté qu'il avalloit

V 2

avec

avec peine ; cette incommodité augmentant , quoiqu'il parût par ses déjections que l'Estomac faisoit sa digestion , il en mourut.

La *déglutition* est encore empêchée
par le défaut des esprits , ce qui est ordinaire dans le dernier période de la
Phtysie , & qui arrive souvent sur la
fin des maladies mortelles , sur-tout
des fièvres malignes.

Dans les affections de Rate , ou plûtôt des hypochondres , le gosier est
souvent resserré.   J'ai vû ici une personne de qualité (*a*) qu'il faloit secou-
rir tous les soirs à ce sujet , pour l'empêcher d'être suffoquée ; accident qui
arrive tous les jours aux femmes qui
ont le sang fort ardent , après de grands
déplaisirs.

La *contraction du Gosier* est quelquefois heureuse, deux Bateliers, qui avoient
beaucoup bû , sortirent de ce port ,
conduisant un petit bateau à la pêche.
L'un tomba dans l'eau sans que l'autre
s'en aperçût , celui qui restoit dans le
bateau , remarquant qu'il alloit de côté , cria à son camarade , qui ne ré-
pondit point , ayant levé la tête , &
ne le voyant pas , il crut qu'il étoit

(*a*) Mr. Aub.

tombé ; ne l'apercevant point , quoique l'eau ne fût pas profonde , il retourna, criant au secours , lequel étant venu , on trouva son ami dans l'eau, d'où on le tira.   Le Bateau étant rentré dans le port , on porta ce Batelier à un logis à l'extrémité de la Ville.   Y étant apellé , je le trouvai froid , (c'étoit au mois d'Octobre) sans sentiment & sans poulx , n'y paroissant de vie que par le trémoussement des tendons ; comme il ne pouvoit rien avaller on lui fit des frictions avec des linges chauds & on se servit d'eaux spiritueuses , afin de pouvoir le faire revenir de cet état. Le lendemain il se leva :   On aprit alors qu'il étoit sujet au mal caduc , lequel avoit causé sa chûte dans l'eau, & il se remit sur son bateau le jour suivant.

Ce qu'il y eut encore de particulier, c'est que pendant ce tems il n'avoit pas bû une goutte d'eau , son ventre étant resté plat comme auparavant. Il y a de l'aparence que la convulsion des muscles du gosier avoit si fort resserré le *Larynx* , & le *Pharynx* , que l'eau n'y avoit pû passer, ou qu'il étoit tombé dans l'eau sur la fin de l'inspiration ,

 &

& que cet air retenu avoit empêché l'eau d'entrer en ce canal ; à la manière d'un verre vuide, qui étant perpendiculairement plongé dans l'eau, la cavité du fonds du verre ne se mouille point.

A l'égard de l'entrée du gosier trop étroite, c'est un défaut qu'on ne peut pas rétablir ; tout le remède c'est de ne pas parler en mangeant, de bien pétrir, de bien ramollir les alimens, & de les avaller en petites portions. *Blancard* raporte l'exemple d'un petit enfant, qui fut étranglé par une fève, & d'un Marchand par un poix qu'il avalla d'une manière précipitée. Une fille à Genève ayant apris en déjeûnant, que son père venoit d'arriver, voulut avaller promptement un morceau de fromage, qu'elle avoit à la bouche, qui, n'étant pas assés mâché, lui causa la mort sur le champ, le fromage étant entré dans la *trachée-artère*.

L'exemple d'*Anacréon*, qui mourut en bûvant, par un pepin de raisin, doit nous servir d'avertissement de ne pas boire avant qu'avoir avallé ce qu'on a dans la bouche.

CHAP.

CHAPITRE XIII.

De la Tunique intérieure de l'Oesophage.

L'Oesophage étant composé de trois tuniques, l'intérieure est tapissée de glandes, qui filtrent une sérosité un peu gluante, laquelle concourt à faire glisser les alimens dans l'estomac.

Quand elle manque, & que la salive n'y suplée pas, nous avallons avec peine, ce que l'on voit souvent arriver aux convalescens.

Dans les grandes *Diarrhées* ces glandes donnent si peu de suc, qu'il n'y a que les liquides qui passent. J'ai vû un faiseur de Bierre (*a*) en cet état, qui ayant avallé une tranche de pain qu'on avoit mis dans son bouillon, elle s'arrêta dans l'endroit de la flexion de ce canal, ce qui lui causa non-seulement un très grand mal au dos, mais un si grand travail qu'il croyoit en devoir suffoquer.

Ce défaut arrive quand on ne boit pas assés, quand on fait un trop grand usage du salé & des épiceries, & lors-

V 4

que

(a) Mr. Tzieg.

que les férofitez du fang font portées
trop abondamment ailleurs , par des
fueurs copieufes , & par la rupture de
quelques vaiffeaux lymphatiques , comme en l'Hydropifie.

Dans les premiers cas , une boiffon
plus abondante convient , avec l'ufage
des herbes. A l'égard des fueurs , les
bouillons y remédient : Il faut travailler à détruire le ferment qui les entre-
tient ; le lait & les bains contribuent
beaucoup à diminuer la fermention du
fang , & empêcher fa diffolution. L'hydropifie , outre les apéritifs , demande
des purgatifs très fréquens.

Cette férofité quelquefois ne fort pas,
parce qu'elle eft trop gluante , ces petites glandes alors fe groffiffent , & par
leur diftenfion caufent des naufées , &
des éforts pour les exprimer : Ce que
j'ai remarqué en plufieurs perfonnes.

Quand la chaleur de la partie eft trop
grande , ce fuc trop épais , & le mouvement périftaltique foible , cette férofité gluante s'épaiffit & fe durcit en
s'écoulant , comme fut la croute, dont
Matthias Jacobus parle , d'un Citoyen
d'Amfterdam , laquelle il rendit par le
bas après lui avoir caufé pendant deux
ans la difficulté d'avaller.

Ces glandes filtrent quelquefois une
férofité très acre , ce qu’on connoit par
la douleur qu’on aperçoit en cet endroit ; comme je l’ai remarqué en une
Dame de ce lieu , qui fe plaignoit d’u-
ne fenfation brûlante à la partie fupérieure de ce canal , lorfqu’elle prenoit
du bouillon.   J’ai vù un fexagenaire ,
qui apercevoit cette brûlure en bûvant , feulement à un côté de ce canal , lorfqu’il étoit dans le paroxyfme de fa fièvre.

   Il femble que la flexion de l’Oefophage pour le paffage de la grande Aorte , donne quelquefois ocafion à ce fuc
vifqueux de s’y arrèter :   J’ai vû une
Dame de cinquante ans , & un Cordonnier plus âgé , tous deux attaquez
de fièvre maligne , fe beaucoup plaindre d’une douleur au deffus du creux
de l’eftomac , auquel lieu les bouillons
leur paroiffoient s’arrèter ; la fièvre étant
paffé , ils prirent du miel rofat , qui
caufa en cet endroit une fenfation brûlante à chaque fois , jufques à ce qu’ils
fuffent guéris.

   La petiteffe de ces glandes ne femble
pas propre à contenir le ferment de la
fièvre.   Ce *Phénomene* toutefois paroit
V 5

P’in-

l'infinuer : J'ai vû à Vevay la fille
d'un habile Chirurgien (*a*) qui pendant huit mois eut , tous les foirs à
quatre heure , une douleur écorchante
au milieu du canal de l'Oefophage , qui
fe communiquoit à l'eftomac & aux
inteftins , puis la chaleur duroit toute
la nuit , & la fueur paroiffoit le matin.

Ces glandes rendent quelquefois un
fuc ftiptique , qui refferre trop cette tunique interne ; comme je l'ai vû en
plufieurs perfonnes , qui avalloient avec
peine , lefquelles étoient obligées de
boire fouvent pour faire defcendre dans
l'eftomac la nouriture qui s'étoit arrêtée au deffus :   Une Dame Baillive
d'ici (*b*) qui étoit en cet état fut fitôt
après attaquée d'une fièvre quarte. J'ai
vû des Phtyfiques , en qui cet acide
ftyptique étoit fi fort , qu'ils ne pouvoient avaller les liquides qu'avec une
très grande peine.

Pour remédier aux *Excoriations* de ce
Canal , la décoction de *Confolidë* avec un
peu de miel rofat , celle de *racine* d'*althæa* , mêlée avec le firop de *rofes sèches*,
ou le firop *balfamique* , font très bons,
étant pris fouvent , & avallés peu à
peu.   Ces

(*a*) Me. Levade.   (*b*) Me. Ber.

Ces glandes filtrent quelquefois un ſuc fort acre, comme il eſt arrivé depuis à une Dame du voiſinage, qui fut obligée de ſe ſervir de pluſieurs anodyns pour s'en délivrer.

Pour faire deſcendre ces crouttes, la tête de pourreau plongé dans l'huyle, puis introduite dans le goſier, eſt fort bonne ; un tuyau ou bougie courbe avec une petite éponge au bout, font cet effet.

Quand ces glaires rongeantes s'arrêtent ſur la courbure de ce canal, il faut des déterſifs puiſſans, comme eſt la teinture des *mirabolans* avec le *miel violat*, des *Tamarins* avec le ſirop de roſes pâles.

Les liquides, le beurre, la graiſſe, l'huyle & les autres emolliens, diminuent l'aſtriction de ce ſuc, puis les *alkali fixes*, comme la poudre de *Corne de cerf*, d'*yvoire*, le *Diaphorétique* d'*Antimoine*, mêlez avec le ſirop de *roſes pâles*, ou celui d'*écorce de citron*, conviennent ; les racines pulveriſées d'*aune* de *Gentiane*, les décoctions de *Camamille*, de *chardon-bénit* & de *petite centaurée* font auſſi fort bonnes pour en empêcher le retour.

V 6   CHAP.

CHAPITRE XIV.

De la Tunique moyenne de l'Oesophage.

CEtte *tunique* étant compoſée de fibres ſpirales eſt plus épaiſſe que
l'interne & l'externe. C'eſt elle qui, par
leur contraction, fait deſcendre les alimens dans l'Eſtomac, & qui empêche
les liquides de le bleſſer. Quand par le
défaut des eſprits animaux elles ne peuvent pas ſe reſſerrer, comme il arrive
au milieu ou à la fin des fièvres continues, alors les bouillons & la boiſſon y
paſſent comme dans un entonnoir ; on
entend le bruit de leur chûte dans l'eſtomac, & quand il eſt *endolori*, ces
liquides cauſe aſſés ſouvent le vomiſſement.

Ces fibres dans les affections hyſtéri-
ques & des hypochondres ſont trop
reſſerrées quand le courant des eſprits
s'y porte fortement, & alors on ne
peut rien avaller. J'ai vû même que
les liquides entroient dans la *Trachée-artère*, cauſant une eſpèce de ſuffocation.

Ce *ſpaſme* eſt ſouvent en la partie ſupérieure de ce canal, comme on le voit
par la difficulté d'avaller & par les vens,

qui, s'élevant de l'estomac, montent
jusques en cet endroit, & redescen-
dent. On le voit plus rarement en
tout ce conduit, lequel on connoit
par la grosseur & la douleur du gosier,
& parce qu'on ne peut rien avaller.

Quoique la contraction des fibres
charnus ne soit pas bien grande, elle
ne laisse pas de donner lieu à l'épanchement de la sérosité entre la tunique
interne & la moyenne, laquelle cause
une douleur sombre, & quelque peine à avaller, lorsque cela arrive dans
sa partie supérieure ; ce que j'ai vû en
un Marchand de ce lieu, qui soufroit
quand les morceaux entroient dans le
gosier.

Cette sérosité coule quelquefois depuis le *pharynx* jusq.'à la moitié de l'Oesophage, ce que j'ai vû en un homme
du voisinage, qui dans le commencement
avalloit avec peine ; peu après la douleur continuoit jusques à la moitié du
gosier ; un grand cours de ventre étant
survenu la fluxion cessa, & la chaleur naturelle dissipa cette sérosité extravasée.

J'ai vû cette sérosité épanchée dans
toute l'étendue de l'Oesophage, laquelle étrecissoit davantage la partie in-

férieure ; comme il paroit par cette observation :

Un Capitaine (*a*) d'une des principales familles de Berne fut attaqué de ce mal au Château de Lausanne ; il ne pouvoit prendre que du liquide , qui lui causoit de la douleur en descendant. laquelle redoubloit à l'entrée de l'estomac ; il avoit des nausées ; il faisoit des éforts pour vomir , & sa respiration étoit difficile , quoi qu'il n'eût point de fièvre. Pour prevenir l'inflammation & l'abscès de cette partie , on fut obligé de le seigner neuf fois ; chacune de ces évacuations étant de neuf à dix onces, ce qui l'exempta de la destinée de cette Italienne, dont parle *Epiphane Ferdinand*, qui, en son *observation* 69. d'écrit avec beaucoup d'exactitude les suites de cette maladie, dont on n'avoit point vû d'exemple: Il raporte que *Petronella* aperçut une pesanteur à sa poitrine , une douleur comme en un nœud. Elle n'avoit point de fièvre , elle avalloit avec peine , & après avoir avallé elle sentoit en l'endroit du cartilage Xyphoïde une douleur pressante, & si elle ne bûvoit pas immédiatement après , elle rejettoit ce

qu'elle

(*a*) Mr. de wattev.

qu'elle avoit pris ; elle avoit une toux
seche , & elle respiroit avec peine ; le
poulx étoit un peu dur & tendu ; elle
étoit maigre , n'ayant pas d'apetit :
Enfin la douleur du creux de l'estomac
augmenta , la fièvre survint , les fris-
sons , la rougeur aux joues , les sueurs
& l'enflûre des pieds parurent , le visage devint plombé , les ongles se cour-
bèrent , elle rendit par la bouche une
matière purulente , & elle mourut par
un flux de ventre.

Quand les sérosités s'épanchent entre la tunique moyenne & externe , la
douleur se fait sentir aux parties pos-
térieures : Un enfant de ce lieu , âgé
de dix ans , avalloit avec peine , & sentoit des douleurs vives au dos à chaque morceau qui descendoit. Ce mal
ne fut pas moins sensible en une Dame
du voisinage , qui vivant de bouillons,
les prenoit sans peine , mais étant par-
venu à l'endroit où ce canal se courbe
à droite , le chemin étant là plus étroit,
la boisson causoit une douleur fort vive vis - à - vis des vertèbres inférieures
de la poitrine.

Quand cette sérosité séjourne trop à
la fin de ce canal il l'enflamme , &
cause un abscès mortel ; comme il

aparu en *Petronelle*, & qu'il est arrivé à Nions en un Cordonnier ; ce qui aussi lui ôta la vie.

Les purgatifs violens causent quelquefois des spasmes si grands en ce canal qu'ils le bouchent presque entièrement, comme je l'ai vû en un jeune homme (*a*) de ce lieu, qui étoit bien constitué, auquel son Régent donna un purgatif, où le Jalap dominoit; deux heures après il tomba dans les convulsions, son poulx étoit dur & fort petit, son visage de cadavre, & la sueur froide dont tout le corps étoit couvert, avec le serrement du gosier, faisoient craindre de moment à autre qu'il ne mourût.

Quand les fibres de l'Oesophage sont relâchés par le défaut des esprits, il faut calmer au plutôt la fièvre, qui en cause la dissipation ; puis on les rétablit par les bouillons, les œufs frais mollets, les gelées & les consumés.

Dans la contraction de ces fibres, qui arrive par la fougue des esprits, lesquels y sont portez violemment dans les maux de rate & de matrice, on doit employer les lavemens composez avec la *Camamille*, l'*Armoise*, la *Melisse*, la

(a) Mr. Beauf.

Matricaire & le *Nepeta*, pour ouvrir les pores des fibres des intestins & procurer l'écoulement de esprits irrités, on y dissout aussi une once de *Benedicte laxative*, quand il y a des amas de glaires, ou de bile dans le *Colon*, qui ayant mis les esprits en fougue, donne ocasion au courant des esprits sur cette partie ; on fait sentir l'huyle de succin, l'esprit de sel armoniac, le Castoreum dans cette veuë ; mais si ces remèdes ne changent pas la détermination des esprits, la saignée du bras & du pied diminue leur fougue ; le Bain tiède fait souvent cela ; enfin une dragme de Thériaque dissout dans deux onces d'eau de *Melisse* & un grain de *Nepenthes* mettent ordinairement le calme dans les esprits.

Lorsque la convulsion du gosier arrive par des purgatifs trop acres, le *Nepenthes* dissout dans de l'eau de Chardon bénit donné de quart en quart d'heure à la quantité de demi grain, arrête le spasme.

Mais quand la difficulté d'avaller provient des sérosités, qui sont versées entre les tuniques internes & les externes, l'unique remède est d'ouvrir la veine, & réiterer la saignée, jusques à ce que la douleur cesse.

La Tunique externe de l'Oefophage
étant nerveufe , & fes fibres perpendi-
culaires , elle fortifie la charnue , empêchant que les morceaux trop gros ne
lui caufent de grandes diftenfions , in-
convenient qui pouvoit arriver fi fouvent par l'apetit dévorant dont les
hommes font attaquez , que le fouve-
rain Maitre a ajoûté à cette précaution
celle de rendre les anneaux de la partie fupérieure de la *Trachée-artère* , mam-
braneux dans l'endroit qui touche ce
Canal , afin de leur donner une figure
oblongue , pour pouvoir defcendre
avec plus de facilité.

Quand les folides font trop de réfif-
tance , ils s'arrètent en chemin , &
preffent fi fort la *Trachée-artere* qu'ils in-
terceptent le paffage de l'air , comme
il arriva à celui dont parle *Wierus* qui
ayant avallé un œuf entier , en mourut. *Blancard* raporte l'exemple d'un
autre qui fut fuffoqué pour avoir
avallé un morceau trop gros de langue de bœuf. On vit à peu près arriver la même chofe à *Biere* : Un Paï
fan en bûvant avec fes cammarades pa-
ria qu'il avalleroit une grive en vie , ce
qu'il fit ; mais il faillit d'être fuffoqué.

La

La *Déglutition* est encore empêchée par les glandes, qui, environnant ce canal, le compriment. *Bartolin* raporte l'exemple d'une personne à qui cet accident arriva par les glandes qui s'étoient tumefiées à la cinquième des vertèbres. *Merclin* dit avoir vû un homme, qui, ayant de violentes douleurs au dos avalloit avec peine, ayant rejetté un morceau du poulmon, il mourut : On trouva qu'il avoit passé par un trou de l'Oesophage, qui s'étoit ouvert un peu au dessus de l'entrée de l'estomac.

J'ai vû un Cordonneir qui, ayant eu une difficulté d'avaller, mourut sans pouvoir boire. Mrs. *le Clerc* & *Chenaud*, très habiles Médecins de Genève, l'ayant fait ouvrir, on trouva une grande quantité de glandes, qui environnoient & comprimoient si fort ce canal, que rien ne pouvoit passer.

Une femme âgée de soixante ans se crut empoisonnée par des prunes, qu'une de ses voisines lui avoit donné; elle eut de la peine à les avaller, puis elle ne put prendre que des choses liquides, & enfin elle ne pûrent plus descendre : L'ayant ouverte, on trouva l'Oesophage dès l'endroit de la qua-

trième vertèbre, refferré par une infinité de glandes qui l'environnoient fi
bien, que rien ne pouvoit paffer; évè-
nement qui doit rendre les Médecins
fort circonfpects, car elle n'avoit jamais eu de glandes au col, fous les aif-
felles, aux aînes, ni en aucune autre
partie du corps; & donner de la con-
fidération aux Juges, car elle perfifta
dans ce fentiment jufques à fa fin.

TROISIEME PARTIE

SECTION SECONDE

Des défauts de l'Eftomac qui nuifent à la prodution du Chyle.

CHAPITRE PREMIER.

L'Eftomac étant la partie qui contri-
tribue le plus à la production & à
la bonté du Chyle nous examine-
rons plus particulièrement fes défauts.

La Tunique veloutée eft à la tunique nerveufe de l'eftomac ce que
l'Epiderme eft à la peau : Cette membranne afoiblit l'impreffion que le Diffolvant des alimens feroit fur une par-

tie si sensible , dont on voit la nécessité , par les écorchures qui arrivent à
la tunique interne , lesquelles causent
le vomissement , & des douleurs con-
tinuelles.

SWamerdam dit avoir découvert par
le microscope , que les filets de la tunique veloutée font des vaisseaux ex-
crétoires : J'ai vû dans l'estomac d'un
grand Cerf , les filets de leurs membrannes transversales rendans une eau très
claire , insipide , qui ne rougissoit point
avec le *Tournesol.* Si des filets de nos
estomacs il coule une lymphe de cette
nature , ce n'est pas celle qui fait le ferment de l'estomac , qui est acide : L'u-
sage d'une eau si claire dans les animaux
qui ruminent , semble destiné à détrem-
per le marc des herbes après qu'elles
ont été exprimées , puisqu'on trouve
souvent ce marc presque sec , entre les
membrannes de cette cavité : Comme
il ne se passe rien de semblable en nous,
si les filets de la tunique veloutée de
nos Estomacs font des canaux , il en
doit couler une liqueur qui soit d'une
autre nature , ou que ces petites glandes de la tunique veloutée s'ouvrent
immédiatement dans la cavité de l'estomac , comme les glandes qui font à cô-

té de la langue. Ce qui infinuë ce dernier fentiment , c'eft que ce fuc eft
gluant.

Ces filets nerveux , qui lient la tunique veloutée avec la nerveufe , ont
beaucoup de fentiment , & font l'orga-
ne immédiat de l'apetit & de la foif,
dont on a vû ici un exemple en ce jeune Marchand (*a*) qui n'avoit ni l'un
ni l'autre , duquel la tunique veloutée
n'étoit pas continuë à la nerveufe.
Quand les efprits animaux ne s'y portent pas en fufifante quantité , la fenfation y manque. J'ai traité un jeune
Eccléfiaftique , attaqué d'Apoplexie &
puis d'Epilepfie , qui n'avoit ni apetit,
ni foif , & fi peu de fentiment , que
le Tartre émetique ne caufa aucun mouvement à l'eftomac ; deux jours après ,
la même dofe lui en procura un peu , &
le cerveau commença à fe dégager. La
troifième fut fuivie d'une plus grande
évacuation , & l'efprit devint libre ,
puis l'apetit & la foif parurent avec la
guérifon.

La fenfation de ces filets eft fort afoi-
blie par l'abondance des férofités & de
la pituite , qui les ramolliffent trop ,
ce qui caufe le dégoût , l'indigeftion ,

(*a*) Mr. Fil. &

& les maux d'Eſtomac : La ſenſibilité de ces filets eſt encore diminuée par une cauſe opoſée, ſçavoir par la continuation du paſſage des ſels trop piquans ; comme on le voit aux ſcorbutiques, auxquels ces ſels, qui au commencement avoient rendu leur eſtomac ſi ſenſible, le font à la fin ſi peu, qu'ils ne les aperçoivent que lorſque leur grande quantité les oblige à les rejetter, leur aigreur écorchant le goſier.

L'air de nos hautes montagnes, qui ſont la plûpart de l'année couvertes de neiges, rend ces fibres un peu calleux ; comme il paroit par les purgatifs qu'on donne à ceux qui y demeurent, auxquels il faut doubler & tripler la doſe, auſſi-bien qu'à ceux qui vivent de chairs de poiſſons ſalés, & qui ſe ſervent beaucoup d'Epiceries.

Les perſonnes graſſes, & qui ont beaucoup d'embompoint ont ces fibres molles & fort ſenſibles, & même quelquefois trop ; comme je l'ai vû à Lauſanne à une Dame (a) de qualité, & ici à une autre, (b) qui étoient replettes, leſquelles moururent par la fièvre, tous les fébrifuges leur cauſant un dévoyement.

(a) Me. de Villard. (b) Me. Debeauſ.

Les différens degrés de fensibilité en ces fibres, la diverfité des matières qui font dans cette cavité, & leur quantité, rendent l'opération des purgatifs fort incertaine, lefquels font tantôt plus, tantôt moins & quelquefois trop. La prudence du Médecin l'obligeant à confulter le tempéramment, les accidens paffés, & la nature des remèdes dont on s'eft fervi, avant que de les prefcrire.

Entre les Purgatifs, ceux qui font les plus gluans font le plus d'impreffion fur ces filets nerveux, comme font la *Scammonée*, la *Gomme-gutte*, &c. parce qu'ils s'y attachent; auffi ils y caufent de plus longs & de plus grands ébranlemens, & une efpèce d'inflammation : Ces piquûres produifent quelquefois des évacuations exceffives, que j'ai apris être arrivées, même par la *poudre Cornachine*. Ceux qui doublent & triplent la dofe du *Crital - mineral*, ne font pas expofez à cet inconvénient.

Ces mêmes filets doivent obliger les Médecins à donner rarement des poudres métaliques-émetiques, parce que s'engageant entr'eux, les contractions,

&

& les explosions , (s'il m'est permis de parler ainsi ,) des membranes de l'estomac ne sont pas quelquefois sufisantes pour les déplacer.   *Fabritius Hyldanus* raporte l'exemple d'une fille à qui un *Empirique* en avoit fait prendre, (*a*) qui mourut en vomissant : Son Estomac étant ouvert , on trouva encore cette poudre entre les filets de la Tunique veloutée.

Les Sels Emetiques étant donnez en poudre , ne sont pas toûjours assûrez , comme je l'ai vû en un Lieutenant (*b*) très bien constitué & fort vigoureux , à qui un homme à secrets donna le *Tartre Emétique* ; lequel mourut avant que je fusse arrivé : Ce sel s'étant engagé dans une mucosité qui n'étoit pas assés fluide pour couler , & pouvoir être rejetté par en haut ; quoique le vomissement fut continuel.

L'Hypécacuhana , sur - tout quand il n'est pas bien pulverisé , fait aussi quelquefois de la peine par cette raison : Je le fis prendre à un Tanneur (*c*) fort robuste , qui le garda deux jours , sans être ému.   Craignant que les glaires ,

Tome II.   X   où

(a) *Crocus metallorum.*   (b) **Mr. Caill.**
(c) **Mr. Ag.**

ou il s'étoit engagé entre ces filets , ne
devinſent corroſifs , & ne cauſaſſent des
ſpaſmes dangereux aux fibres de la tunique veloutée , ſur laquelle ils apuyent,
je lui fis prendre deux verres de vin
violent , qui ayant fondu ces glaires ,
il les rejetta avec la poudre.

Quelque tems après , ayant preſcrit
cette même poudre à un Lieutenant vigoureux (*a*) , qui avoit la fièvre tierce , elle le fit rejetter ſi ſouvent , que
je fus obligé de lui faire prendre le *nar-*
cotique avec la *Thériaque* , qui ne l'ayant
pas calmé , je réiterai cet anodyn inutilement : Ce qui m'obligea à lui faire
prendre cinq ou ſix taſſes de caffé bien
chargé , ſans ſucre , & auſſi chaudé-
ment qu'il le pût avaler. Cette quantité du liquide étendit les plis de l'eſtomac , ſa chaleur ouvrit les pores des fibres pour l'écoulement des eſprits qui
faiſoient ces contractions , & ſon amertume fondit les glaires qui tenoient les
parties de cette racine attachées aux filets
nerveux de la tunique veloutée ; il les
rejetta quelques momens après , & ainſi il fut délivré du vomiſſement , des
maux de cœur , & des autres accidens,
qui le travailloient , & qui me fai-

(*a*) Mr. w.,

foient craindre.

Le deſſèchement des filets nerveux de cette tunique ſe faiſant connoître par la ſoif, on doit boire juſqu'à ce qu'elle ſoit apaiſée, ce qui ayant tempéré la chaleur de la partie, la digeſtion ſe fait mieux. La boiſſon à la glacé dans les lieux les plus chauds convient très bien, parce qu'il en faut moins pour calmer la chaleur des entrailles. Dans les lieux & les tems où les chaleurs ne ſont pas grandes, la fraîcheur des puits & des fontaines ſufiſent ; ſuivant ce que j'ai expérimenté à Montpélier, où, bûvant le matin à la glacé, je ſentois pendant quelques heures de la douleur dans l'eſtomac ; ce que je n'apercevois pas après le ſouper, l'air étant alors plus chaud.

* Le ſentiment douloureux de la tunique veloutée, produit par des acides trop puiſſans, ou trop abondans, peut être calmé par les alkalis fixes ; comme ſont les poudres d'yeux d'écreviſſes, de leur pates, de corne de cerf & d'yvoire préparez, de l'Antihectique, & du Diaphorétique d'antimoine, pris ſouvent à la quantité d'un à deux ſcrupules incorporés dans la groſſeur d'une

X 2

noix

noix mufcade de pâte molle de Citron
confit.

Les Alkalis fixes ne font du bien que
par leur continuation ; car il ne s'agit
pas feulement de mortifier les acides de
l'eftomac ; mais auffi de diminuer l'excès de ceux qui font dans la maffe du
fang, d'où ils viennent : La nourriture doit auffi foutenir l'action des remèdes, & diminuer la trop grande fenfibilité de l'eftomac.

Les hordeats, les avenats, les pains
cuits, avec la crème, & les œufs, le
ris, & la farine de froment riffolé, &
cuite avec le beurre, font fort bons ;
la purée de pois envelopant les fels,
qui caufent l'irritation de cette membrane, arrête fouvent la Lienterie.

Quand le dévoyement fe fait par le
haut & le bas ; on ne doit pas fe fervir
des grands purgatifs fous le prétexte de
l'axiome *quo natura ducit eo vergendum :*
Comme il arriva à Orbes à un Avocat
bien conftitué, qui étoit dans la fleur
de fon âge ; auquel on donna l'Emétique dans le *cholera morbus*, dont il mourut par l'inflammation du *Pylore.*

Quand la tunique veloutée a trop de
fenfibilité, on doit diminuer l'ardeur
du fang par les faignées, les lavemens

rafraichiſſans , & un peu purgatifs , par
les eaux minerales ferrugineuſes , dont
nous avons tant ici , & par la ptiſane
faite avec l'orge , la racine de fraiſe , de
regliſſe , & de coriandre.

Les Purgatifs ſi réïterés donnent trop
de ſenſibilité à la tunique veloutée ;
non ſeulement par l'irritation qu'ils lui
cauſent , mais auſſi par le paſſage des
ſels acres qu'ils ocaſionnent ; auſſi
les perſonnes qui ſe purgent ſouvent ,
ſont foibles , mal conſtituées , & expo-
ſées à bien des maladies ; Pour éviter
la plénitude qui les engage à cette évacuation , il vaut mieux prendre plus
d'exercice , moins de nourriture , ſouper plus légèrement , & même il faut
retrancher ce repas.

Les purgatifs trop acres cauſant des
excoriations à cette tunique , excitent
de grandes douleurs , & des dyarrhées
mortelles , parce qu'elles ſe guériſſent
très difficilement , au ſujet du Diſſolvant des alimens , qui les arroſe , & les
pique continuellement ; Comme il arriva à un Gentil-homme (a) du voiſinage , qui ayant pris un vomitif d'un
Charlatan rejeta pendant ſix mois; étant

X 3 reve-

(a) Mr. de Buſ.

revenu de cet état , il prit un remède violent quelque mois après d'un autre Empirique , qui renouvella son vomissement ; m'ayant rapellé , mes soins lui furent inutiles.

Quand ces vomitifs causent de si grands éforts qu'ils font rompre des vaisseaux lymphatiques dans la Poitrine , l'excoriation de la tunique veloutée jointe à cette hydropisie est incurable , Comme je l'ai vû en un Pasteur (a) du voisinage , qui tomba dans ces deux maladies , par la teinture du verre d'Antimoine, qu'une femme lui donna ; l'estomac ne pouvant suporter les détersifs , & moins encore les hydragogues, que l'hydropisie demande , il mourut peu de tems après.

Ces malheureux Evénemens arrivent si souvent ici , qu'ou ne peut assés déplorer la perte de tant de personnes , qui serviroient l'Etat , & le Public : ni plaindre suffisamment le fort de tant de familles d'Artisans , & de Laboureurs , qui font dans la misère par les remèdes violens qui ont tué leur père , leur mère , ou qui les ont mis dans une langueur laquelle dure autant que leur vie : Quel bonheur pour ces imprudens ,

(a) Mr. de Sauf.

s'il n'étoit permis de donner des remê-
des qu'a ceux en qui on reconnoîtroit
assés de lumiéres, & de prudence pour
en faire un bon usage.

Pour guérir les legéres excoriations,
le syrop d'*Althæa*, de *grande consolide*,
le mucilage de *coins*, tiré dans l'eau rose, doivent être pris à cueillerées, &
très souvent. La terre sigillée dissoute
dans la décoction de tormentille, aval-
lée de deux en deux heures à la quantité de deux à trois onces est très bonne.

On doit se nourrir d'œufs mollets,
d'hordeats, d'avenats faits avec le beurre frais, & pour boisson la décoction
de racine de *mauve*, de *Bistorte*, & le
Reglisse.

Ces moyens ne m'ont pas suffi, au
sujet d'un *Coureur* qui vient de passer,
lequel a donné son purgatif à une jeune
Demoiselle qui la si fort vuidée avec
excoriation du fond de l'estomac, qu'il a
falu pendant trois jours lui donner le
narcotique avec les Cordiaux, au sujet
des défaillances où elle tomboit : J'ai
été obligé de donner six jours & six nuits
le *Narcotique* à une autre, pour arrêter
ses vomissemens, l'excoriation de son
estomac étant beaucoup plus grande ,

 aussi

auſſi elle fit un plus long uſage des remèdes ſuſdits.

CHAPITRE II.

Des glandes de la Tunique veloutée.

ENtre la Tunique veloutée & la
nerveuſe il y a un grand nombre
de glandes qui filtrent le ſuc ſtomacal, lequel contribuë le plus à la digeſtion.

Quand ces glandes ſont trop petites,
elles ne fourniſſent pas aſſés de Diſſol-
vans.

Lorſqu'elle le ſont naturellement,
on n'a pas d'apetit, on mange peu, &
on a des peſanteurs d'Eſtomac.

Ces glandes ſont petites par accident, ſoit par les liqueurs qui les deſ-
sèchent ; comme ſont le Roſſoli, le Ra-
tafia & les autres compoſitions faites
avec l'eſprit de vin : ſoit par le reflus
d'une bile brulante dans l'eſtomac, qui
produit le même éfet, comme il arrive dans le *cholera morbus*, ſur tout quand
il a des retours.

Le Diſſolvant manque encore dans
les ſpaſmes de l'Eſtomac, par le reſſer-
rement de ſes glandes. Auſſi dans les
affec-

affections hystériques, & des hypochondres, on n'a point d'apétit pendant
qu'elles durent ; quoique le sang soit
fort acide ; Mais quand le courant des
esprits cesse, ou change, le dissolvant
paroit, & même d'une manière violente ; comme nous en avons donné des
exemples.

Le serrement des glandes arrive aussi par le dissolvant qu'elles filtrent quand
il est trop piquant ; Comme je l'ai vû
en un habile Chirurgien (*a*) de Rolle,
qui soufroit de cruels maux d'Estomac.
Il avoit des nausées, il faisoit de grands
éforts pour vomir ; il avoit une soif
violente ; son pouls, qui étoit dur,
ne paroissoit que comme un filet, &
son visage sembloit celui d'un cadavre :
Ce mal lui étoit venu subitement. Il
avoit pris avant mon arrivée un purgatif, qui n'ayant causé aucune évacuation, avoit augmenté ses accidens. Je
crus par ces signes que le suc glanduleux de l'Estomac étoit chargé de trop
d'acides, & que n'étant pas assés enve-
lopés, ils piquoient les glandes qui les
filtroient, & ainsi les obligeoient à se
resserrer. Jugeant que les piquûres de

X 5

ces

(*a*) Mr. Dufrene.

ces sels mettant les esprits animaux en fougue, les obligeoient par cette irritation à se porter trop abondamment sur les nerfs stomachiques, & les cardiaques; pour le tirer de cette extrémité, & arrêter ce terrible spasme, je lui fis prendre la moitié de la potion suivante.

℞ *Extract. nepenthes* gr. II. *Dissolvantur in decoct. flor. camom* ℥VI, *Confect. alkerm. & hyacintid. ana*, ℨI, *aquæ cinnamomi gutt.* X.

Quelques minutes après, ce remède commença d'agir, la respiration devint libre, le pouls mol, & ses douleurs diminuèrent : Une heure après il prit le reste de ce remède, sa colique cessa & le pouls devint plein.

Pour procurer la sortie du suc glanduleux, on lui fit prendre de l'huile d'amandes douces ; puis des bouillons bien chauds avec le jaune d'œuf & le beurre frais ; & pour empêcher un nouveau dépôt de ces sucs acides, on lui ouvrit la veine : le mal ne parut plus.

Ces glandes sont quelquefois distenduës par ce suc, quand il abonde trop en parties gluantes. J'ai vû une Dame (a) qui se plaignoit d'une pesanteur & d'un mal d'Estomac avec dégout : La

(a) *Me. de Borj... à Perroi.*

douleur s'étant augmentée , elle vomit
avec de grans éfors & rejetta une infinité de boules de pituite durcie , & fut
guérie.

Que le sang ait quelquefois cette
disposition il paroit par ce qui arriva à
un habile Avocat (*a*) de ce lieu , qui
étant attaqué d'une violente pleuresie
rendit en touffant de la pituite durcie ,
de la longueur d'un pouce , qui avoit
des filets a ses côtés , longs de deux lignes.

J'ai vû dans la même maladie fortie
par la toux , un morceau de pituite
long de trois lignes disposé en cône , &
des grains de pituite durcie , femblables
à ceux de millet , qui s'étoient formés
dans la glande *lachrymale*.

Ces fucs ne fe filtrent pas toûjours
également par les glandes de l'Eftomac;
celles de l'Orifice fuperieur en féparent
souvent plus que les autres ; ce que j'ai
observé en plusieurs personnes , qui
apercevoient en cet endroit une douleur
fombre , laquelle de tems en tems devenoit plus forte : Une Demoifelle ,
qui demeuroit dans ce Château , fentoit
toûjours un gonflement en cette partie,

X 6

(a) Mr. Debauf.

tié, & sur les trois heures du soir de la
douleur, puis la colique, & ensuite une
petite Diarrhée survenoient : Les Détersifs avec les alkalis dissipèrent ce ferment.
J'ai connu un Médecin qui étoit sujet à
cette incommodité, & qui s'en guérif-
soit par les mêmes moyens.

Schrechius raporte qu'un mélancholi-
que ayant pendant quelques années sou-
fert un mal d'Estomac, ce levain s'y
fixa si bien, qu'après la mort on trouva l'orifice supérieur de l'Estomac *spha-
celé*. *Merclin* raporte un fait à peu près
semblable.

J'ay vû un Serrurier, d'une constitution assés forte, qui, ayant une
fièvre tierce, prit d'un *Empirique* un
vomitif si violent, qu'il lui causa une
imflammation dans la partie supérieure
de son Estomac, dont il se plaignoit depuis longtems : il s'y forma un abcès
qui dégenéra en un ulcère, lequel l'a-
maigrit si fort qu'il le reduisit dans le
marasme. Il ne se pouvoit plier, étant
obligé d'etre toûjours droit, soit qu'il
fut levé, ou couché. Dans ce triste
état il me pria de lui ordonner quelque
remède. Lui ayant fait prendre une poudre composée d'alkali, & de Desiccatifs,
sa douleur fut calmée ; mais, comme

elle lui ôtoit l'apetit, il ne voulut pas
en continuer l'usage pour avoir le plai-
fir de manger Il mourut bien tôt a-
près.

Quand ce suc séjourne trop en ces
glandes il prend souvent la nature de
ferment.

Je fus apellé à la campagne pour
voir un habile Théologien, (a) qui
étoit travaillé depuis plusieurs jours
d'une fièvre tierce, laquelle commençoit par une violente distension au creux
de l'estomac, qui étoit suivie d'une
grande chaleur par tout le corps, laquelle duroit pendant neuf ou dix heures ; Sur la fin du paroxysme, il sentoit couler de cet endroit dans le fond
de l'estomac une liqueur piquante ;
Dans les intervalles des accès il avoit
beaucoup d'apetit ; quand il mangeoit
un peu avant le paroxysme, il en duroit davantage, & il en étoit plus tourmenté, aparemment par la retenué
de ce suc dans les glandes de l'Orifice
supérieur de l'estomac. Cette fièvre fut
emportée par un purgatif composé
avec le *senné*, *l'agaric* & le *gingembre* ;
puis par la décoction de *centaurée* de

char-

(a) Mr. Roy.

chardon-benit & de *germandrée*.

J'ai vû depuis un Seigneur Baillif, & plusieurs autres personnes attaquées de fièvre double-tierce, dont les accès commençoient toûjours par le froid en cette partie.

Ces glandes reçoivent aussi quelquefois les restes du ferment de la fièvre, qui étoient dispersés dans la masse du sang ; lesquels y croupissant, renouvellent la fièvre.

Une Dame (*a*) demeurant à Bursins fut travaillée dès le commencement de l'Automne d'une fièvre quarte qui dura jusques au mois de Janvier : N'ayant pas été purgée la fièvre revint au Printems , laquelle de trois en trois jours commençoit à une heure après midi , par une grande douleur , qui ocupoit toute la partie supérieure de l'Estomac , & lui causoit un serrement si grand qu'elle ne pouvoit pas respirer. Elle étoit obligée de marcher durant deux à trois heures sans s'arrêter ; puis la chaleur , & l'altération survenoient , qui étoient peu sensibles , lesquelles ne lui laissoient point de dégoût : Quand elle mangeoit avant l'accès , il n'augmentoit pas ; comme

(a) Me. Arepos.

dans le cas précedent. Jugeant par la, qu'il n'y avoit que les glandes les plus hautes qui contenoient ce ferment , je lui fis prendre l'Emetique pour les fecouer fortement ; mais inutilement , à caufe de la tenacité de ce fuc. Ce qui me porta à fui faire prendre l'Efprit de fel armoniac dans l'eau de chardon-benit à l'entrée de l'accès : Ce remède ayant incifé les parties vifqueufes de ce levain , il s'écoula de ces glandes , & le mal finit.

Quand le foyer de la fièvre ocupe toutes les glandes de l'Eftomac le dégoût eft continuel , le goût eft fade, les renvois font fréquents , on fe fent fort embarraffé , & l'accès commence par le froid en cet endroit , auquel fuccéde une grande chaleur avec une foif infuportable. La décoction amère purgative , donnée dans l'intervalle des paroxyfmes , emporte fouvent cette fièvre, en exprimant ces glandes : *L'hypecacuanha* , pris au commencement de l'accès , ébranle ces glandes avec plus de fuccès : mais fur-tout l'Emetique , dont une feule prife fufit le plus fouvent.

Quand la pituite s'épaiffit fur ces glandes , elle empêche le diffolvant de fortir , ce qui caufe des irritations , des inquiétudes , & des naufées ; Comme je l'ai vû ici en une fille de vingt-cinq ans , qui étoit foible , fans apetit , & fon cœur toûjours nageant dans l'eau , pour me fervir de fes termes.   Comme elle avoit de la couleur & qu'elle étoit bien conftituée , je lui fit prendre une once de la teinture dorée de *Ruland* ; elle rejetta une efpèce de peau de la largeur de la paûme de la main , & fut guérie.

Il s'en forme quelquefois de plus mince , qui n'eft pas moins fatiguante : comme nous l'avons veu en parlant de la *Trituration*.

Lorfque l'orifice de ces glandes eft bien ouvert , & ces féroſités fort gluantes, on n'a pas d'apetit, on aperçoit après le repas une pefanteur d'Eftomac , la refpiration eft embarraffée , & le vomiffement furvient.

Le dépôt des fucs gluants en cette cavité eft quelquefois fi grand , qu'il diminuë confiderablement la circulation du fang ; comme je l'ai vû en Monfieur le Baron de Baufain , dont j'ai parlé au Traité des vapeurs , en l'eftomac de qui il fe fit deux décharges de pituite fi confiderables , qu'on crai-

gnit qu'elles n'arrêtaffent le mouvement du cœur ; car les pulfations é-
toient foibles , & très éloignées. Par
l'ouverture du corps on vit en fon eftomac une bande large de deux travers
de doigt , entre l'Orifice & le fond ,
dont les glandes étant groffes & un
peu rouges , avoient produit le dernier dépôt , toutes les autres ayant caufé le premier , lequel avoit été plus
grand.

Il n'y a point de remèdes pour ceux
qui ont les glandes de l'Eftomac naturellement refferrées.

Quand elles font petites par les liqueurs fpirituëufes , qui les ont deffé-
chées , il faut non feulement s'en abftenir , mais ne prendre que des chofes qui puiffent les ramollir : Les Emul-
fions faites avec les femences froides ,
la décoction de mauves , le lait , les
pains-cuits , faits avec le beurre frais ,
l'huile d'amandes douces , mêle avec
le double de firop de pavots rouges ,
ou de violettes conviennent à ce mal ;
auffi-bien que quand elles font refferrées par des aftringens.

Lorfque ces glandes font ferrées par
des fpafmes généraux ou particuliers ,
le Narcotique donné avec la Théria-

que, ou la Confection d'hyacinthe dans
l'eau de pavots rouges, ou le sirop
de pavots blancs, mêlé avec l'eau de
fleurs d'orange dans l'eau de melisse,
les remet dans leur état naturel.

Quand il y a une cause fixe qui détermine le courant des Esprits à se porter
sur les membranes de l'Estomac, les
alkalis fixes en mortifiant les acides
font cesser cette cause ; Comme le Diaphorétique d'Antimoine, celui de Mars,
le corail, & le gremil, reduits en poudre impalpable.

Une petite quantité d'acide dans l'estomac suffit quelquefois pour causer de
grands orages, comme je l'ai vû ici
en une Dame, qui guérit dans le moment par des tablettes, qui contenoient des alkalis proportionnés à ces
acides.

Quand ces glandes sont grossies par
une pituite trop abondante, qui empêche le suc stomacal de couler, les
liquides doivent être plus abondants,
il faut mettre en usage les purgatifs
avec l'agaric, aussi bien que les potions
amères.

Quand le suc stomacal retenu est
chargé de parties febriles, on incise
ces parties pituiteuses par les fébrifuges,

...mers , comme est la teinture de ser-
pentaire , de Virginie , d'Ivette., de
racine de gentiane , de fleurs de camomille , & celle de trefle aquatique.

Quand la pituite couvre ces glandes,
la décoction amère & purgative des
Anglois ℞ *summit. centaur. minor , flor.*
camomill , fol. agrim, ana manip. ß *, semin.*
card. benedict. citr , ana ʒıß *, flor. calin-*
dul. p. ıı, rad. gantian. ʒıı, *fol. senn.* ʒvı,
Rhab. ʒı *, vin. alb. & aq. fontan. ana* ℔
coque ad medias pro 3. *dos.* convient ,
ou bien quelque vomitif , comme la
décoction *d'azarum* faite avec le vin.

On guérit l'inflammation & les petits
ulcères, qui se sont formez pendant le
séjour que la pituite durcie a fait sur ces
glandes , par l'hydromel , pris fre-
quemment , & quelquefois a grands
trais , par le miel rosat , mêlé dans de
l'eau d'orge ; car quand on l'avalle seul
il est insuportable dans le commencement ; comme je l'ai experimenté.

Lorsque les glandes de l'Estomac sont
fort ouvertes , & le sang trop dissout,
on guérit les maux de cœur en vuidant premièrement cette eau épanchée
dans la cavité de l'estomac , par la Rhubarbe , les mirabolans & les tamarinds,
qui

qui purgent & refferrent ces glandes ; ce qu'on doit faire de deux en deux, ou trois jours, pour diminuer les férofités, qui excèdent dans le fang ; Puis on peut affermir ces glandes par l'ufage de la poudre de racine de tormentille, mélée avec la Confection d'Alkermes, & le firop de coins ; ou avec quart d'once d'extrait de Chynorrhodon, & une once d'écorce molle de citron confit, bien mêlé, & détrempé avec le firop de cette écorce.   On doit auffi s'abftenir de tout ce qui peut fondre le fang ; comme des épiceries, du falé, du fromage, & des chofes qui le rendent trop fluide : Comme font l'ufage des fruits & des herbes.

Quand les glandes de l'Eftomac font trop ouvertes, & celles des inteftins trop refferrées ; ce que j'ai vû arriver à une perfonne de confideration, (*a*) dont l'Eftomac étoit relâché ; Comme cela paroiffoit par la pefanteur qu'elle y apercevoit, après même les repas les plus legers, le dégout, le cœur afadi, & la foibleffe ; ces accidens, qui avoient duré plufieurs années, cefsèrent par l'ufage des lavemens qu'elle prit tous les jours pendant un mois.   Ce chan-

(*a*) Me. Beg.

ement étant arrivé par le dégagement
es parties gluantes , qui obstruoient
es glandes des intestins , lesquelles
tant ouvertes par l'expression que
ant de lavemens avoient causé , leur
rritation détermina les humeurs à s'y
orter & à changer le cours qui s'en
aisoit sur l'Estomac.

Quand les glandes de ce viscère sont
errées par une boisson trop froide , les
ouillons fort chauds , le Thé , & la
Thériaque dans le vin , les rouvrent,
& font couler le suc stomacal trop
paissi.

CHAPITRE III.

De l'intempérie de la Tunique veloutée.

Cette tunique est sujette à deux in-
tempéries , à la chaude & à la
roide.

La première consiste en un degré de
chaleur qui fait exhaler une partie du
suc stomacal ; ce qui afoiblit la digestion.

On ne peut spécifier le degré de chaleur qui est nécessaire pour mettre le
dissolvant en mouvement ; parce qu'il
varie suivant que ses sels ont plus ou
moins de grosseur. J'ai vû une jeune

fille de qualité travaillée par les vapeurs
d'une manière extraordinaire , dont
l'Estomac est toûjours en feu , quoiqu'elle sente tout son corps fort froid.
Elle mange beaucoup sans être incommodée ; les acides de son Estomac étant
assés massifs pour résister à une si grande chaleur.

Quand la chaleur de cette membranne n'est pas soûtenuë par celle de la nerveuse , cela ne va pas loin ; car elle
est fort mince , & son tissu fort serré ,
ses Artères & ses veines n'étant que des
Capillaires.

Le premier degré de l'intempérie de
l'Estomac produit un mal-aise , on n'a
point de soif , mais l'eau fraiche fait
plaisir.

Dans le second degré , on sent un
vent chaud , qui monte de l'Estomac
jusqu'au gosier , & qui en descend ; les
alimens gras excitent des nausées , &
quelquefois le vomissement.

Le troisième, produit l'Erésipelle ; on
sent un grand feu dans l'Estomac, la
soif est excessive , & on ne peut prendre
que du liquide.

Le premier degré est causé par un
trop grand usage du fromage , du salé,
des Epiceries , de la moutarde , des oi-

mons , des liqueurs , du caffé & des
sels volatiles.

Le second est produit par le suc glanduleux de l'Estomac quand il est chargé
de parties salines , & par l'inflammation des viscères qui environnent cette
cavité : Comme je l'ai vû arriver par
l'abscès du foye en un Capitaine: par celui de la Rate en une Dame Baillive ,
qui vit encore , *cujus materia per uterum
excessit* ; & par celui du mezentère en
une servante , qui se vuida par les
urines.

Le troisième est produit par une bile exaltée , qui se change facilement en
abscès , si on ne l'empêche par de fre-
quentes saignées , comme je l'ai veu
depuis peu ici.

Cette Maladie est quelquefois fort
sombre , quoiqu'elle soit dangereuse.
Je fus apellé à Neûchâtel par un Sénateur (*a*) d'une grande probité. Il n'a-
voit point de fièvre , il n'étoit pas
altéré , son ventre étoit libre ; mais
il ne dormoit pas , il n'avoit point d'a-
petit , & ses forces & ses chairs dimi-
nuoient à veuë d'œuil. Pour en arrêter la consomption , après l'avoir fait
saigner , je lui conseillai les bouillons

(*a*) Mr. Zaru.

de poulet avec la schyne , & pour sa
boisson la décoction de cette racine avec
la fleur de pavots rouges , prétendant
par ces moyens adoucir la sérosité caustique de son sang , qui rendoit tout le
corps endolori , & qui blessoit la tunique veloutée , ce qui lui étoit arrivé par
les grandes tensions d'Esprit, qui avoient
précédé.

Il n'aperceut de sa Tisane & de ses
bouillons , qu'il prenoit soir & matin ,
aucun bien les premiers jours ; mais au
cinquième le sommeil vint , le dégoût
cessa ; l'apetit parut en suite , & il reprit des forces & des chairs assés promptement. Le public , qui s'intéressoit
beaucoup à sa conservation , mit ces
bouillons si fort en crédit , qu'on fut
obligé de faire venir de dehors cette
racine.

Cette intemperie chaude se guérit
par la saignée , par les rafraîchissans ,
par les Eaux minérales , *chalibées* & par
le sel prunelle dissout dans l'eau de laitue , ou de chicorée , prises en quantité.

Zacutus loüe extrèmement le pourpier
en cette ocasion , raportant qu'un jeune homme d'un tempéramment chaud &
sec ,

ac, fut attaqué durant la Canicule
d'un grand feu, & d'une douleur violente en l'Eſtomac, toutefois ſans fièvre ; il vomiſſoit de tems en tems,
étant tourmenté du hocquet, & de la
ſoif. On ſaigna ce malade ; on le purgea pluſieurs fois, il prit le bain, le
petit lait, on le ſaigna au pié ; on ap-
pliqua à la jambe un cautere, & ſans
parler des Epitemes, qu'on mit ſur le
foye, ſur le creux de l'Eſtomac, &
ſur le dos, il prit une infinité de remédes pendant deux ans ; mais par l'u-
ſage du ſyrop de pourpier, dont il
prenoit deux onces à chaque fois, bûvant apres beaucoup de ſon eau diſti-
lée, & tenant jour & nuit ſur ſon eſtomac cette herbe pilée, il fut guéri
en un mois, & le mal ne revint point.

Quand cette intempérie eſt cauſée
par une fièvre lente, elle ne ceſſe que
par la guériſon de la fièvre ; ce qui
n'eſt pas facile, ſur tout quand l'hy-
dropiſie y eſt jointe. Ayant été apellé
à Neuchâtel pour une perſonne de con-
ſideration (a), une fille de qualité,
âgée de vingt-cinq à trente ans, vouloit que je lui preſcriviſſe des remédes ;

(a) Me. de Favre.

Je m'en faisois de la peine , parce
qu'elle étoit phtisique & hydropique,
maladies qui demandent des reméde
oposés , & qui deplus étoient toute
deux dans un degré fort avancé : Elle
persista si fort dans ce dessein , que je
fus obligé de lui en marquer. Je lui
conseillai le matin le lait d'anesse , avec
cinq à six cueillerées de syrop balsamique du Perou , & le soir une Emulsion
faite avec les Cloportes , l'eau d'orge
& le syrop balsamique , dont on y
mêloit deux cueillerées , avec quart
d'once de syrop de pavot blanc , & la
décoction de schyne pour sa boisson.
Elle prit ces remédes à la Campagne
avec beaucoup d'attention , sans me
communiquer leur effet. Je fus fort
surpris de ce qu'elle me vint remercier
l'année suivante chez un malade que
j'étois venu voir , étant si bien rétablie , qu'elle n'avoit aucune marque de
ses maux précédens.

Cette intempérie raréfiant trop la
pituite du suc stomachal , cause les
vens, qui sont si fréquens en cette maladie , & très incommodes aux femmes
hystériques. J'en ai vû lesquelles après
les repas en étoient si fort tourmentées,
que leur estomac sembloit un Eolipile.

J'ai traité une Dame (b) en ce lieu, dont l'état ne pouvoit être plus affligeant, laquelle tous les soirs par le retour d'un de ses paroxismes, appercevoit son ventre, son estomac & son gosier s'enfler si considerablement, qu'il faloit lui donner le Narcotique pour empêcher la suffocation : ce qu'il y avoit de singulier, c'est que ce gonflement n'arrivoit qu'au déclin des paroxismes, comme si les glandes de l'estomac filtroient alors quelques sucs qui se raréfiassent extraordinairement, par l'action des esprits animaux, lesquels le Narcotique arrètoit ; & plus encore, de ce que ces vens ne sortoient ni par le bas, ni par le haut.

L'Intempérie froide, qui vient de la petitesse des artères de l'Estomac, est incurable : elle ne peut être soulagée que par les alimens de facile digestion, & par les aromates qu'on y mèle ; le vin pur en petite quantité y convient.

L'Intempérie qui vient des alimens froids, comme des fruits, des Cocombres & des Melons, pris en trop grande quantité, & sur tout quand on boit

Y 2 de

(b) Me. la J. Pane.

de l'eau par dessus, se guérit par l'extrait de Genévre, la conserve d'Aulne,
l'extrait d'Absynthe, & par le vin vif.

Quand l'intempérie froide vient de
la pituite, la décoction d'*Azarum* dans
le vin la fait rejetter; la teinture de
fleurs de Camomille & de racine d'Angelique, la fondent; l'écorce de Citron
confite aussi bien que la Noix verte
confite, la font couler dans les intestins.

Il arrive souvent que l'intempérie
froide de l'Estomac, vient d'une sérosité nitreuse, que le sang dépose en
cette cavité, par le moyen des glandes stomachales. Si on y laisse établir
leur cours, elles causent l'indigestion,
le dégoût, la foiblesse, la maigreur,
les vens, les aigreurs & le desséchement : Pour remédier à ces grands
maux, on doit fortifier l'Estomac, &
reserrer ses fibres, il faut détourner
ces sérosités, & les faire passer par les
glandes des intestins, & des reins. On
doit aussi travailler à changer la disposition du sang; ce que *Zac. Lusit.* dit avoir
fait heureusement par ce reméde.

℞ *Aloës succo rosarum nitrit agarici*
recenter trochiscati Rhabarb. ana ʒ iß. senn.
mirobolanor. & Rhapontici ana ℈ij, cinna-

tomi , macis & Zinziber. ana ℈j calami
romatici , ligni aloës ana gr. XV. Zibetæ ,
& ambari cinerit. ana gr. IV. mufch. odo-
rati. gr. X. cum fyrupo abfintóii fiat maffa ,
ex quâ pillulæ ponderis ℈ß componentur ,
quarum capiat tres manè bis aut ter fin-
gulis hebdomadis , fine regimine præter cibos
optimos.

CHAPITRE IV.

Des Maladies de la Membrane Nerveuse

CEtte membrane étant remplie d'artères & de veines eſt ſujette à pluſieurs accidens.

Quand ces vaiſſeaux ſont trop rem- plis , leurs pores s'agrandiſſent , & la ſéroſité du ſang paſſe à travers , laquelle s'amaſſe entre la tunique veloutée & la nerveuſe , ou entre la nerveuſe & la muſculeuſe.

Les ſignes de la ſéroſité épanchée en- tre la tunique veloutée & la nerveuſe ſont , une douleur ſombre continuelle & ſans fièvre , une plénitude d'Eſto- mac , quoi qu'il ſoit vuide , un travail après le repas : Les alimens legers & le boire frais font plaiſir.

Les ſignes de la ſéroſité épanchée en-

tre la tunique nerveufe & la mufculeufe font bien les mêmes ; mais la douleur eft plus forte , & l'embarras de
l'Eftomac plus grand , fur tout après
les repas.

Les remèdes les plus puiffans font
les faignées , par lefquelles ces férofités
peuvent rentrer dans les pores des veines ou par l'orifice de leurs capillaires
trop élargis.

Quand par ces moyens , & par les
lavemens purgatifs , où la Thérében-
tine entre , la plènitude des humeurs
eft furmontée , la chaleur naturelle diffipe le refte des férofités , moyennant
que par une bonne diette , on empêche de nouvelles décharges fur fes parties.

La férofité s'épanche quelquefois fi
abondamment entre la tunique externe & la mufculeufe , qu'elle caufe l'hydropifie , dont *Jodon* raporte un exemple d'une femme qui en mourut , dont
on tira plus de trente pots de trois
livres chacun : cette eau étant contenue entre les tuniques de l'Eftomac &
le peritoine qui y étoit adhérent.

La férofité extravafée entre la tunique nerveufe & la veloutée fe diffipe
affez promptement ; parce que les po-

res de la tunique veloutée sont assez ouverts : Lesquels on peut encore élargir par les infusions de fleurs de sureau, de Millepertuis , de Becabunge , & d'Angelique , qui ne causent point d'irritation étant prises tièdes.

Les sérosités versent entre ces fibres, non seulement par la plènitude des veines , comme dans les autres parties, & par les obstructions de la ratte, qui font refluer le sang dans ces membranes ; mais aussi par les spasmes , qui font fréquens dans les affections hystériques , & des hypochondres , lesquels rendent l'Estomac très endolori par leurs violentes contractions.

Quand le ressort des fibres ne fait pas r'entrer la sérosité versée entre la tunique nerveuse & la musculeuse , elle s'y aigrit , & produit les fièvres intermittentes , qui commencent par des vomissemens , & qui sont suivis du gonflement de cette partie dans les intervales des accès. Aussi en ces occasions les saignées réïtérées sont si utiles , qu'elles seules les guérissent , & quand elles ne le font pas, les détersifs, & les amers les emportent, comme sont les teintures de fleurs de Ca-momil-

momille, de petite-centaurée, & d'Y
vette.

Que le levain de la fièvre puiffe f
former entre ces membranes, cela pa
roit en ce qu'on le voit quelquefoi
dans les Tendons, dont le tiffu eft plu
ferré, fuivant cette obfervation :

Une Dame de ce lieu de bonne
conftitution, quoique fort âgée, fut
attaquée d'une fièvre double-tierce,
dont les retours & la durée étoient fort
réglés; elle commençoit par un froid
fort leger à la cuiffe, à la jambe, &
au pied; puis il furvenoit à l'endroit
de l'emboiture une douleur fort vive
accompagnée d'une grande chaleur,
qui s'augmentoit fi confidérablement
qu'elle l'obligeoit à crier; pour la modérer on lui donna plufieurs fois le
Narcotique.

Le matin la douleur avec la chaleur
ceffoit, puis la fueur paroiffoit, l'urine
au commencement étoit dans fon état
naturel, elle fe troubloit fur la fin,
dépofant un fédiment blanc. Il ne paroiffoit à la cuiffe ni rougeur, ni groffeur, & même point de chaleur, hors
de l'accès; mais elle étoit endolorie,
& la jambe étoit retirée : la Malade
croioit ne pouvoit jamais s'en fervir.

Elle fut purgée trois fois : Ces évacuations quoique abondantes ne firent aucun changement à ses accès, non plus
que la teinture de *Quina* ; mais ce levain
fut abſorbé par cette écorce priſe en
ſubſtance. Alors la Sciatique ceſſa, les
douleurs aigues ne parurent plus, &
les Tendons ſe ramolirent, ſi bien que
cette Dame pût marcher comme auparavant. Le froid qui paroiſſoit premiérement à l'emboiture de la cuiſſe,
la douleur exceſſive que ce ferment,
en ſe raréfiant y cauſoit, laquelle di-
minuoit à proportion que le pouls ſe
tranquiliſoit, & la fin de la douleur
par celle de la fièvre, marquent que
le foyer de la fèvre étoit, non dans
les muſcles de cette partie, puis qu'il
n'y avoit point de dureté, mais dans
les Tendons, à cauſe d'une douleur ſi
vive & de la retraction des Tendons de
la jambe.

La ſéroſité extravaſée entre la tunique nerveuſe & la muſculeuſe, cauſe
les gonflemens, des maux d'Eſtomac,
& prend la nature de ferment, comme
je l'ai vû ici en la femme d'un Gantier,
qui eut après ces premiers accidens une
fèvre double-tierce ſi violente, qu'on

Y 5

lui

lui donna dabord la teinture du *Quina*
qui l'arrêta ; mais n'ayant pas voulu
prendre de purgatif, ni de teinture de
centaurée, elle eut pendant l'Automne & l'hyver, une douleur légére dans
l'Estomac. Au Printems la fièvre étant
revenue avec sa première fureur, on
lui redonna encore le *Quina*, qui emporta la fièvre ; mais la douleur d'Estomac étant devenuë insuportable, &
son gonflement l'empêchant de respirer, je la fis saigner deux fois pour
épuiser cette sérosité, & lui fis prendre
la teinture de *Tréfle de marais*, afin de
détruire le reste de ce ferment ; la douleur cessa & la fièvre ne revint plus.

Ce ferment est quelquefois composé
de parties plus gluantes, n'y ayant que
les purgatifs réitérés qui puissent surmonter sa tenacité, comme *Potier* (c)
le raporte d'un homme Illustre, qui
depuis plusieurs années étoit travaillé
d'un violent mal d'Estomac, lequel revenoit en sa saison, aux jours & aux
heures accoutumées, qu'il guérit par ses
pilules Catholiques.

Quand le sang s'épanche entre ces
tuniques, le mal est bien plus grand ;
comme il paroît par la fièvre & le vo-

____

(c) Cent. 2. Obs. 245.

missement, principalement après avoir
pris de la nourriture, ce que j'ai vû
à Mr. Berger à Bretigny (d), qui rendoit par en haut du sang caillé tout
grumelé.

Il est à remarquer que le sang épan-
ché entre la tunique nerveuse & la veloutée, ne forme point d'abscès, comme en cet exemple ; car le sang qu'il
rejettoit, étoit en petits grains, comme du millet. Dans l'Estomac du Senateur si intégre dont j'ai parlé, on n'y
trouva aucun abscès ; quoi qu'il con-
tint plus de trois livres d'une matiére
purulente, & à peu près autant dans
les intestins, lequel n'avoit pas de mauvaise odeur. La tunique veloutée en
ces deux endroits étoit fort rouge, &
considerablement tuméfiée, & le pylore si resserré que la tète d'une épingle n'y auroit pas passé. *Blancard* dit
avoir trouvé en l'Estomac d'un Tailleur
plus de dix livres de cette matiére sans
abscès.

Cette maladie n'est guérissable que
dans les prémiers jours, par les saignées
réitérées, ce que je ne pus faire à ces
malades, à cause de l'epuisement où
Y 6   il

<hr>

(d) Village près de Nions.

ils se trouvoient : Le seul Narcotique leur faisant du bien.

On remarque quelquefois en cette partie une grande disposition à la mortification ; comme je l'ai vû en un Gentil-homme (e) d'une Province voisine, qui ayant une langueur tendante à l'hydropisie, on lui donna un vomitif, qui agit foiblement & sans le travailler. Après son opération il lui survint un mal de côté, pour lequel on lui ouvrit la veine : A peine eut on tiré trois onces de sang que le malade expira.

Ayant été apellé à l'ouverture du corps, on trouva la pleure livide à l'endroit de la douleur, & en l'Estomac, dont il ne s'étoit point plaint, une place de la largeur d'un écu près de l'orifice supérieur, & autant en aprochant l'inférieur, qui étoient cangrenez.

Il se fait assez souvent un dépôt de sérosités salées à l'orifice supérieur de l'Estomac, qui causent de grandes douleurs. J'ai vû un Régent à Bursins, lequel avant mon arrivée en avoit été pendant trois jours & trois nuits, cruellement tourmenté, qui en fut délivré par le Narcotique avec quelques Eaux

(e) Mr. de Raptou.

spiritueuses. Cette matière se transpor-
ta à l'*os sacrum*, où elle causa des douleurs très vives ; les Sangsues y ayant
été apliquées, elles cessèrent.

Un Avocat à Rolle (*f*) n'eut pas
le même avantage. Il fut attaqué d'u-
ne douleur fort vive à l'endroit du
creux de l'Estomac, il étoit oppressé,
son pouls étoit petit & dur, sa soif
ne pouvoit s'apaiser ; il ne put dormir
pendant les six jours que dura sa fièvre maligne : Le 4. 5. & 6. il fut toûjours en sueur, ce qui me fit croire
que la partie étoit cangrenée, ayant
remarqué que les petites sueurs, qui
arrivent après de fort grandes douleurs
quand elles durent, en font un signe,
sur tout dans la Dysenterie.

J'ai vû une fille de trente ans à
Berne, qui trois mois auparavant trans-
portant un bois de lit, ressentit de la
douleur dans l'Estomac, laquelle continua depuis avec les chaleurs. Elle
avoit une sèvre lente, elle tomboit
dans le desséchement. Le sang étoit extravasé entre la tunique nerveuse & la
musculeuse.

Forestus raporte qu'une fille eut pendant un an un grand mal d'Estomac à

(*f*) Mr. Pourros.

l'endroit du cartilage avec tumeur qui
s'élevoit. Il se servit d'une décoction
faite avec les figues , les raisins sans
pepins, la scabieuse & la manne , dans
du lait , pour lui lâcher le ventre, ; &
des Cataplâmes faits avec la mauve ,
guimauves, fleurs de Camomille , menthe , absinthe & le beurre. Elle rendit
par le haut & le bas , du sang & de la
sanie. Elle prenoit à toutes les heures
douze cueillerées de décoction d'orge
avec le miel rosat , & elle guérit.

En un jeune homme , il se sert de
la saignée , laquelle il réitére , & purge
avec la casse.

Voici deux exemples du même Auteur , en la partie postérieure de l'Estomac.

Un jeune homme de Delpht ressen-
toit une douleur au dos , aussi forte
que si on lui avoit planté un poignard,
qui se communiquoit à la partie antérieure , avec une très grande difficulté
de respirer : le pouls étoit inégal, fréquent , mais non pas dur , & l'urine
crue : Lui ayant fait prendre trois onces de décoction de fleurs de Camomille , avec une once de sirop rosat ,
la douleur fut apaisée : ayant oint le
devant & le derriere de l'Estomac avec

l'huile d'anis, & l'ayant purgé le matin, il fit beaucoup de vens par le
haut, & fut guéri.

En voici un avec ulcère :

Après une longue douleur d'Eſtomac,
une fille rendit par le bas, beaucoup
de matiére bilieuſe, pituiteuſe, & de
ſanie. Le pouls étoit fréquent, foible,
& un peu inégal, les urines étoient
blanches & épaiſſes. Je lui fis prendre
pour ſa boiſſon de l'eau miellée, pour
ſa nourriture de la crême d'orge, &
par fois des grenades, & un peu de
vin ; la diarrhée étant survenue, elle
prit de la gelée de coins, & fut guérie.

CHAPITRE V.

Des défauts de la Digeſtion par raport à la tunique muſculeuſe de l'Eſtomac.

Des Nauſées, du Vomiſſement.

LEs eſprits animaux deſcendant à
l'Eſtomac par les nerfs ſtomachiques, continuent le mouvement périſtaltique, que nous avons dit avoir
commencé dans le goſier.

Ceux qui ont ces fibres groſſes, &
en qui les eſprits animaux abondent,

ont le mouvement périftaltique fort,
& il fe dérange difficilement.

J'ai vû ici un jeune Bernois (*a*) de
fort bonne famille, qui fut tourmenté
fur mer durant cinq jours par une violente tempête, fans avoir rejetté : Je
lui fis prendre l'Emétique, qui ne lui
caufa pas la moindre naufée : J'ai vû
un bon laboureur dans le voifinage (*b*),
âgé de quatre-vingt ans, qui n'a jamais
pû être purgé par nos Empyriques.
Le Gratiola, les Titimales, l'Ellebore
blanc & le Cyclamen n'ayant pû l'é-
mouvoir, quoi qu'on le tint attaché
fur une échelle, la tête en bas & les
pieds en haut.

Un Paifan de Ste. Croix, Village
fitué dans la haute montagne, ne pouvant être purgé, pria fon Pafteur de
lui donner de la poudre qui faifoit tant
d'effet aux autres perfonnes. Il lui tri-
pla la dofe, lui recommandant de
prendre fouvent du bouillon pour ai-
der fon opération. Il avalla le lendemain fon *Crocus metallorum*; puis pour
faire fon bouillon, il s'en alla avec fon
fufil dans le bois où il tua un écureuil,
& l'ayant préparé le mit dans le pot :
Ce bouillon exquis fut inutile, car il

(*a*) Mr. Tfch.　(*b*) A Biere.

n'aperçût qu'un petit remuëment dans les intestins.

Ceux au-contraire en qui ces fibres sont minces, & les esprits animaux en petite quantité, sont sujets au dérangement du mouvement péristaltique ; comme il paroît par les nausées, & le vomissement, qui ne diffèrent que par les degrés d'irritation.

Les nausées sont de legères commotions de l'Estomac causées par la suspension des esprits animaux : Ceux qui se trouvent dans les fibres n'étant plus pressés par ceux qui viennent d'enhaut, prennent alors un mouvement irrégulier ; comme il arrive à la vûe des choses sales.

Ou, ce mouvement dérèglé est suscité par une legère irritation des fibres de la tunique veloutée, dont l'impression commence à se communiquer à la nerveuse, & de là à la musculeuse ; ce qui arrive par les sérosités qui refluent dans l'Estomac & par la pituite, dont nous avons marqué les causes dans les Chapitres précédens.

Je l'ai vû aussi causé par l'excès du Caffé en une femme de qualité (c)', qui ne vivoit presque plus que de cet-

(c) Made. la Col. du R.

te boisson : elle mourut par un débord. Son Médecin, qui n'avoit pas assez remarqué son état, ne put dire les particularités qui avoient causé cet événement.

Les nausées précèdent ordinairement le vomissement qui provient du soulèvement du fond de l'Estomac à son orifice supérieur, lequel est souvent suivi du spasme du pylore & de l'intestin *duodenum*.

Ce soulèvement vient de plusieurs causes : premiérement, du chatouillement des filets nerveux de la tunique veloutée en la partie supérieure de l'Estomac ; c'est pourquoi on prend les vomitifs à grands verres ; l'huile en petite quantité ne fait pas de peine à l'Estomac, mais avec beaucoup d'eau elle fait vomir : un peu de bouillon gras y est bien reçû, mais il produit le soulèvement, s'il est pris en grande quantité, sur tout si on boit frais après : j'ai vû en quelques malades par cette raison le bouillon rejetté avec la graisse figée.

Il tombe des glandes de l'Estomac, des sucs piquans, qui causent les vomissemens ; ce qu'on remarque dans le froid des Fièvres intermittentes, qui commencent par une douleur au creux de l'Estomac.

Ces grands efforts ne sont pas toûjours suivis de grandes évacuations, comme je l'ai souvent vû dans les Fièvres tierces : Une Dame qui en étoit travaillée me contraignit de lui donner un purgatif, pour faire sortir la matiére qu'elle croioit lui causer le soulèvement : le remède agit ; mais le même accident arriva ensuite, qui ne pût cesser qu'en guérissant la fièvre ; comme je l'avois expérimenté en semblables occasions.

Il se fait des dépôts de sérosités sur ces glandes par accident : j'ai vû un homme de qualité à Bursins, qui aïant reçû un coup de pié de cheval en la partie supérieure de l'Estomac, eut un vomissement de plusieurs jours, lequel revenoit environ de trois en trois mois, & duroit long-tems : une diarrhée de quelques mois étant survenue il en fut tout-à-fait délivré.

Les acides qui sont puissans & en grande quantité, excitent aussi le vomissement ; comme on le voit en l'*Obs.* 48. de *Pechlin*, qui dit avoir vû des *personnes qui avoient de l'appétit immédia-tement après avoir vomi, auquel ayant sa-*

tisfait , il faloit rejetter ; l'Estomac étant
devenu mince & lassé par tant de vomis-
semens   il n'entroit que peu de nourritu-
re dans les veines : aussi leur santé étoit
chancelante : j'ai vû une femme qui fut
travaillée pendant trente ans de cette incom-
modité , qui mourut du miserere *, laquel-*
le mangeoit avidement , après avoir rejetté ,
n'étant point fatiguée d'un appétit si énorme.

Le vomissement ne laisse pas d'arriver , quoique les acides ne soient pas
si aigus , ni en si grande quantité ,
quand les fibres musculeuses & nerveuses sont dans une tension violente ,
comme on le voit dans les affections
hystériques, où l'Estomac se soulève à
l'abord , non seulement des alimens
solides , mais même des liquides , ren-
voiant les bouillons qu'on a avalé.

Lors qu'on a pris l'*Opium* le vomissement arrive souvent au commencement de son opération , par le retour
des esprits animaux : il est très - rare
qu'il continue , comme il arrivoit à
une Dame de ce lieu , qui vomissoit
pendant vingt-quatre heures, lors qu'elle en prenoit ; dont on se servoit pour
la purger ne le pouvant faire autrement ; & à un jeune Théologien (*d*),

(*d*) Mr. Gr.

travaillé cruellement des vapeurs, qui en avala derniérement un grain à la sollicitation d'une femme de ce lieu, qui en prend soir & matin plus de vingt, lequel lui caufa une grande évacuation par le haut & le bas.

Sur la fin de l'opération de l'*Opium* le vomiffement arrive encore par l'amas des férofités qui fe fait en l'Eftomac, mais il ceffe auffi-tôt.

J'ai même vû un Seigneur Ballif, (*e*) qui rejettoit les liquides durant l'acces, lefquels il retenoit après qu'il étoit paffé ; la tenfion des fibres étant alors moindre.

Quand le Tabac en poudre ne s'arrête pas tout dans le nez ; comme à ceux qui l'ont fort fec, il defcend fur l'Epiglotte, & la piquant caufe la toux ; & dans l'Oefophage, il produit les naufées, & le vomiffement.

Les ulcères qui arrivent en l'Eftomac pour avoir pris des purgatifs violens, ce qui eft très-ordinaire à nos Empyriques, caufent des vomiffemens, qui durent ordinairement autant que la vie, à l'occafion des douleurs & des foibleffes qui les accompagnent ; fur tout quand ces fels acres caufent des

(*e*) Mr. W.

tubercules, comme j'en ai vû à Rolles, en la femme d'un Régent, qui
rejettoit tous les jours, avec des ar-
deurs & des rongemens presque continuels en cette partie : Etant morte
hectique, on trouva les glandes au-
dessous de l'orifice supérieur fort rouges, des ulcères dans le fond, avec
un peu de sang au milieu, & trois gros
tubercules dans le Pylore, qui en re-
trécissoient la cavité.

Les Purgatifs violens de nos Empyriques ne nuisent pas toûjours par
cet endroit ; mais ils causent des *Spas-*
mes dans les parties éloignées : Comme il arriva à un Tanneur de ce lieu
(*f*) âgé de cinquante ans, qui en eut
un si violent aux bras & aux jambes,
qu'il me demandoit instamment qu'on
lui en coupât les muscles & cela dans
le moment, comme je l'ai raporté
dans le Traité des Vapeurs.

D'autrefois ils mettent tout le genre nerveux en convulsion ; comme il
arriva à une fille de ce lieu (*g*), qui
ne vomit point, mais fut emportée
en un demi-quart d'heure. Le Valet
d'un Conseiller de Genève (*h*) ne fut
pas plus heureux, qui ayant porté l'u-

(*f*) Vid. (*g*) Chez Me. de Don. (*h*) Mr. Gr.

ine de son maître à un Empyrique
du voisinage , reçût aussi de lui un paquet de poudres , qu'il prit le lendemain par précaution , car il se portoit
bien , dont il mourut encore plus
promptement, quoi qu'il fût très-ro-
buste.

Le vomissement arrive aussi par une
cause opposée , savoir par le relâchement des fibres de l'Estomac , quand
elles ne reçoivent pas assez d'esprits
animaux pour les enfler , comme je
l'ai vû en une jeune Dame de Berne
(*i*) qui ayant perdu presque tout son
sang , son Estomac ne pouvoit élever
au pylore les bouillons qu'elle prenoit:
aussi au second elle les rejettoit ; & il
falut lui faire boire autant de vin pour
pouvoir le faire passer.

La boisson trop froide & trop abondante , éteignant les esprits , cause le
vomissement : Comme je l'ai vû en
un Juge fort intègre & Lieutenant Ballival d'une Ville voisine (*k*) ; lequel
tomba premiérement dans un grand
dégoût ; étant fort altéré , il bûvoit
beaucoup & bien frais; les alimens solides , l'incommodant , il ne prit
que des liquides ; il devint foible , le

(*i*) Me. de D.   (*k*) Mr. Masset.

ventre fut pareſſeux & le vomiſſement
ſurvint , qui continua ſix mois , durant les quels il rejetta des ſucs très-
gluants & fort amers. Je le vis alors
avec Mſrs. Warney & Drelincourt :
Nos remédes ne lui ſervirent point.
Peu de tems après étant rapelé , j'exa-
minai plus particuliérement ſes accidens , & je remarquai que le courant
de toutes les impuretés du ſang ſe portoit ſur ces glandes. Pour en changer
la détermination , on pouſſa les ſucs
du centre à la circonference par les
bouillons de vipères le matin , & le
ſoir par les lavemens. On obligea les
ſucs les plus groſſiers de ſe dépoſer ſur
les glandes des inteſtins ; ce qui ayant
été obſervé pendant dix jours , le vomiſſement ceſſa , l'appétit revint avec
les forces ; mais au douziéme jour il
s'aſſoupit , & ce ſommeil augmentant
de jour en jour , il mourut de léthargie.

Il y a de l'apparence que les derniers vomiſſemens avoient ouvert
quelques vaiſſeaux lymphatiques de la
pie mére , ou du *plexus choroïde* , dont
l'ècoulement fut peu ſenſible au commencement , mais ces goutes s'accu-
mulant

ulant jour & nuit, le cerveau fut
omprimé, le passage des esprits re-
erré, & la léthargie devint mortelle.

Quand on ne reproduit pas les esprits
nimaux, le *relâchement* des fibres muf-
uleuses se rétablit difficilement; comme je l'ai vû dans le voisinage en une
emme de qualité (*a*), dont le sang
toit scorbutique, qui attaquée de plu-
eurs accidens se confia aux gens à
crets, lesquels par leurs remèdes af-
oiblirent son Estomac, qui se soule-
ant tous les jours rejettoit ce qu'elle
renoit : comme elle bûvoit beau-
oup, les fibres de cette partie se re-
chèrent toûjours davantage, & d'au-
ant plus que les esprits animaux les
emplissoient moins, à cause de leur
etite quantité; aussi le vomissement
'arriva que de deux en deux jours,
uis de trois en trois jours, & elle fut
mportée par le défaut de nourriture.

Il n'est pas rare que la vûe d'une
hose désagréable cause le vomissement,
ar la suspension des esprits animaux,
quelle donne occasion à ceux qui sont
ans l'Estomac de faire des mouvemens
réguliers ; mais il est extraordinaire

Tome II.					Z					qu'il

(a) Me. d'Eschic. Charr.

qu'il dure auffi long-tems qu'à un membre de l'Etat (*b*) , qui étoit d'une famille fort confidérable de Berne , lequel ayant bû du vin d'une bouteille
n'en fut pas incommodé , mais un ra-
étant tombé avec le vin dans fon verre , il en eut tant d'horreur , qu'il rejetta fur le champ tout ce qu'il avoit
pris ; ce qui continua pendant onze
mois , fon Eftomac ne retenant qu'un
peu de vin rouge. Je fus apellé à Lu-
tri pour le voir : Son embonpoint avoit
beaucoup diminué , il n'avoit plus de
fentiment depuis la ceinture en bas ,
& fon pouls étoit très-petit. Ayant
remarqué que les fibres de fon Eftomac
étoient fi foibles, qu'elles ne pouvoient
porter les bouillons au pylore : je le
fis coucher fur le côté droit ; après qu'il
en eut pris , j'augmentai le mouvement
périftaltique par des lavemens un peu
irritans : ainfi les bouillons à l'Angloi-
fe paffèrent , le vomiffement ceffa , &
le Malade acheva de fe rétablir par les
bouillons de Vipéres.

   Le *Pancréas fcirrheux* produit auffi le
vomiffement , par la compreffion du
Pylore , dont le retour s'éloigne à proportion que les forces diminuent

(*b*) Mr. Jen. (*c*) Me. Bour. d'Efch.

omme on l'a vû ici en une femme
de qualité (c), dont le soulévement
n'arrivoit à la fin que de trois en trois
jours. Un Vieillard de ce même lieu
(d) eut le même sort par la même cause : les fibres de son Estomac dans ses
derniers jours faisoient si peu de contraction, que ses soulévemens ne montoient pas jusques à l'œsophage.

Quand les sérosités s'épanchent entre la tunique nerveuse & la charnuë
on aperçoit une douleur sombre en cette partie, qui est accompagnée de vomissement : J'ai vû un Médecin du
voisinage (e) qui en fut travaillé pendant cinq ans ; la goute lui étant sur-
venuë il en fut délivré.

J'en connois un autre (f), en qui
cette sérosité extravasée n'étoit pas si
abondante : il avoit une douleur legère au creux de l'Estomac, qui augmentoit au tems de la digestion par la
raréfaction des alimens : la digestion
étant faite, le chyme passant par le
pylore y causoit une sensation appro-
chante de celle qu'on a quand la luette
est tuméfiée, & qu'on a envie de toûjours avaller.

Z 2

Quand

(d) Mr. de M. (e) Mr. Ri. (f) Mr. Vit.

Quand la sérosité est épanchée entre
la membrane externe & la musculeuse, on y ressent de grandes douleurs,
comme il paroit par cet exemple : Un
savant Curé ayant fait consulter sa maladie à Paris, & à Montpélier, m'é-
crivit son état : Il avoit une douleur
continuelle au creux de l'Estomac, qui
par fois devenoit si forte qu'on ne pouvoit toucher cet endroit : cette partie
étoit tuméfiée, il ne pouvoit plier le
corps ; & il se sentoit serré par une
ceinture au dessous des fausses côtes ;
il avoit un grand appetit, mais il étoit
oppressé, peu de tems après avoir mangé, & il souffroit quand son Estomac
étoit vuide ; le dissolvant piquant alors
la tunique veloutée, lequel auparavant
avoit trop raréfié les alimens. Il y
avoit cinq ans qu'il étoit dans cet état :
Il y a de l'apparence que le trop long
séjour de cette sérosité âcre forma quelque abscès, qui détruisit l'action des
remèdes, que ces Messieurs & moi
avions conseillés.

Le vomissement vient aussi de l'é-
branlement du Cerveau, par les chû-
tes, ou les coups à la tête, au sujet
du mouvement irrégulier des esprits,
qui sont dans les fibres de l'Estomac,

lesquels n'étant pas preſſés par ceux qui viennent du cerveau cauſent ces ſpaſmes.

On remarque ce même ſouléve-ment après les ſaignées. Il fut très-avantageux à un Commiſſaire Général (a), qui étoit fort eſtimé : il avoit une ſuppreſſion d'urine avec un ſi grand feu dans la veſſie, que la cangrène étoit ſur le point de ſe former : l'ar-deur de ſa fièvre & ſon délire n'avoient point élevé ſon pouls. Un mal ſi preſ-ſant demandoit une forte ſaignée : ſa grande foibleſſe s'y oppoſoit; on com-prit enfin qu'elle pouvoit venir des glaires de l'Eſtomac, & qu'on pouvoit les faire ſortir par le vomiſſement, que la ſaignée cauſeroit : Il arriva après la ſortie de ſix onces de ſang, & ſi abondamment, qu'un plat en fut rem-pli. Le pouls par cette évacuation étant devenu plus fort, on en fit en-core couler huit onces : le délire ceſ-ſa, le feu de la veſſie s'étant calmé, le Malade dormit, il fit de l'eau à ſon réveil, & ſe rétablit en peu de jours.

Les fibres de l'Eſtomac ſont encore affoiblies par des ſucs nitreux, qui les

Z 3

refroi-

(a) Mr. Filch.

refroidiſſent ſi conſidérablement que le
eſprits y entrent en petite quantité
comme je l'ai vû ici en une fille de
prémiére qualité, qui étoit l'ainée d
nôtre Seigneur Ballif (*b*), laquelle
reſſentit un grand froid pendant plu
ſieurs jours, le ſpaſme y étant ſurve
nu, elle rejetta un ſuc fort acide, &
en fut délivrée.

Enfin on a vû par les diſſections de
ceux qui ſont morts, que le vomiſſe
ment a été produit par l'ulcère de l'o
rifice ſupérieur de l'Eſtomac, par le
Pylore trop retréci, par le diſſolvant
des alimens trop aſtringent, & par un
ſcirrhe; ou pour avoir été bouché par
un caillé de lait trop dur, par un
noyau de prune, par une matiére ſem
blable à du gypt, & par une dartre:
on a encore remarqué la cavité de
l'Eſtomac reſſerrée par le *Scirrhe* du foye
& le *Pancréas* groſſi extraordinairement:
Un jeune homme de ce lieu mangeoit
beaucoup, après le repas il rejettoit
trois ou quatre bouchées ſans effort,
ce qui apparemment étoit contenu en
l'orifice ſupérieur de l'Eſtomac.

J'ai vû une jeune fille attaquée des
écrouëlles, qui étant tombée dans le

(*b*) Mr. De w. B.

feu n'en pût sortir assez tôt, qu'elle
n'eut la peau du bas-ventre brûlée :
il falut quelques mois pour cicatriser
une brûlure si large, & pour épuiser
la matiére des écrouelles; étant devenuë
grande, elle mangeoit avec beaucoup
d'appetit ; mais deux heures après , la
raréfaction des alimens causée par le
puissant acide de l'Estomac , qui est ordinaire à ceux qui sont sujets à cette
maladie , la faisoit vomir : la peau du
ventre ne pouvant assez s'étendre pour
se prêter à la distension de l'Estomac.

Le vomissement arrive souvent par
la Gravelle qui se forme dans le bassin
des reins , dans les uretères & la vessie :
& cela par la communication du lassis
des reins , qui se porte au fond de l'Estomac. C'est par ceux du mézentère
formés par les nerfs de la neuvième
paire , que le vomissement arrive au
commencement de la grossesse : Une
femme d'ici âgée , pauvre , exténuée ,
attaquée de plusieurs accidens , & d'affections hystériques, est souvent travaillée d'un feu qu'elle aperçoit en la région du foye (qui est dans une agita-
tion continuelle) lequel feu montant
dans l'Estomac cause des vomissemens

très

très aigres , pendant quelques jours.

J'ai ouï souvent les femmes se plaindre d'une chaleur continuelle au dessous du nombril , qui étoit accompagnée d'un grand remuément , & quelquefois du gonflement de cette partie :
Ce lieu répondant au grand laffis du
Mézentére , semble être le lieu du foyer,
où ces grands orages se forment ; dont
le levain se communiquant au *Laffis
hépatique* , monte à l'Estomac , où il
cause plusieurs accidens : un des plus
considérables est le vomissement , lequel est quelquefois si opiniatre qu'il
ne finit qu'avec la vie ; dont j'ai vû un
triste exemple en une jeune femme
robuste de ce lieu , dont les passions
étoient fort vives : Depuis plusieurs
années elle apercevoit un remuément
presque continuel en cet endroit , ac-
compagné de chaleurs & quelquefois
de colique & de vomissement , lesquels
se renouvelloient toûjours par les déplaisirs qui lui survenoient. Sa petite
fille s'étant noyée , elle en fut si tou-
chée qu'elle fut saisie d'un vomissement
que les saignées , les anodyns , même
le narcotique pris par le haut & par le
bas , & souvent réitéré , ne purent faire passer.

Le chatouillement des filets de la tunique veloutée eſt quelquefois ſuſiſant pour cauſer le vomiſſement ; comme on le voit aux chiens, qui ſentant leur eſtomac chargé avallent des feuilles de *gramen* à moitié mâchées, leſquelles par les filets roides de leur ſuperficie s'attachant à cette tunique, ſon mouvement périſtaltique cauſe le vomiſſement. Sur quoi il eſt à remarquer que les chiens ne mangent de cette herbe que lors qu'ils veulent décharger leur Eſtomac ; quoi qu'ils la rencontrent par tout : 2. que cette herbe pilée & ſon ſuc ne les font point rejetter quand on la leur fait avaller.

Les nauſées qui arrivent par les vapeurs de la bile, leſquelles entrent dans l'Eſtomac, ſont emportées par la teinture de Rhubarbe & de Senné avec les Tamarins, & par le ſel d'abſinthe mêlé avec le ſuc de Citrons.

Quand elles viennent par les amas de pituite, les purgatifs conviennent, étant compoſés avec le ſenné & l'agaric.

Si la matiére eſt plus gluante, on y ajoûte les Trochiſques d'halandal ; ou bien on ſe ſert des pilules de *Sagapena-*

 Camil-

Camilli , prenant souvent du bouillon avec la chicorée pendant leur opération.

Le vomissement au commencement des fièvres intermittentes est avantageux , s'il n'est pas excessif : au prémier cas , les bouillons ou la teinture de fleurs de camomille conviennent ; au second , la saignée , & le purgatif dans les intervales.

Dans la petite Vérolle , on est souvent travaillé au commencement de grands vomissemens , qui ne donnent que peu de sérosités ; auquel cas , les alkalis fixes , comme sont les Confections d'hyacinthe & d'alkermes conviennent : Le Diaphorétique d'Antimoine , l'Antihectie de Poterius , les yeux d'Ecrevices, le Spode & le corail rouge sont très-bons.

Lorsque le dissolvant de l'Estomac est trop puissant , cet appetit excessif est moderé par les moyens indiquez dans l'article des acides trop forts de l'Estomac , aux quels on peut ajoûter les *Sudorifiques* avec le *Narcotique* , par lesquels la plus grande partie de ces sels est portée du centre à la circonférence , & poussée dehors par les sueurs.

Quand le vomissement vient par le

reláchement des fibres de l'Estomac, les cordiaux, comme les Confections d'alkermes & d'hyacinthe, l'extrait de Genévre, la Thériaque, le Mitridat, la noix Muscade & le Gingembre confits, pris avant ou après les repas, sont parfaitement bons : l'extrait & le vin d'absinthe, l'écorce de Citron & les noix vertes confites servent bien aussi.

Les vomissemens qui arrivent par des tubercules au fond de l'Estomac, ou au Pylore, aussi bien que par les autres causes, dont nous avons parlé en cet article sont incurables.

La sérosité extravasée entre les tuniques de l'Estomac, ne rentre dans les veines, que par les saignées, & les émulsions apéritives, faites avec les amandes, les semences froides, les Cloportes dans l'eau de pariétaire, & le syrop d'écorce de Citrons, ou l'extrait de Genévre, avec la poudre de Cloportes, soir & matin réïtéré.

Le vomissement qui arrive par le Narcotique, quand il n'est pas excessif, cesse par l'eau de Canelle, d'Anis& les Confections cordiales d'Alkermes & d'Hyacinthe. Quand il est excessif, la saignée les frictions & les fomentations l'arrètent.

Z 6　　CHA-

CHAPITRE VI.

Du vomissement de Bile & de Sang.

QUand la Bile remonte dans l'Esto-mac, elle cause le vomissement : ce qui arrive par sa quantité, quand elle refluë, ou par sa qualité, lors qu'elle fermente, irritant trop l'intestin où elle se dépose : de là vient que quelques personnes en jettent tous les matins : Le mouvement déréglé des esprits, produit par la distension de la matrice, le cause aussi dans le commencement des grossesses, lequel dure quelquefois jusqu'à l'accouchement : comme nous en avons vû ici des exemples à des personnes mariées dans le retour de l'âge.

La bile qui transude à travers la tunique de la vessie du fiel, produit le vomissement de la bile, sur tout quand el'e fait jaunir une partie de l'Estomac ; mais la cause la plus fréquente est l'excoriation de la tunique veloutée par des remédes hazardans.

Le plus dangereux effet de la bile est, lors qu'elle produit le *Cholera morbus*, puisque la mort suit souvent les douleurs terribles qu'elle cause : Elle

est même quelquefois si corrosive qu'elle ronge la tunique veloutée ; comme
il a parû par la dissection des personnes qui en sont mortes , & par ce que
j'ai vû ces malades tremper leurs mains
dans l'eau fraiche . que je leur faisois
porter pour boire , & & les mettre sur
leur ventre pour en diminuer plûtôt
la chaleur.

Cette bile est souvent si piquante ,
qu'elle exprime continuellement les
glandes de l'Estomac , & des intestins ;
ce qui donne lieu à des dépôts si considérables de pituite dans l'Estomac ,
qu'il en est acablé , & qu'il ne peut se
renverser pour les rejetter : aussi ces
personnes meurent bien-tôt par l'op-
pression.

Ceux qui peuvent rejetter ne sont
pas plus heureux , quand ce mouvement est violent , & qu'il continuë. Le
pouls alors est petit , intermittent , la
sueur froide , & ils meurent par la dissipation des esprits ; comme je l'ai vû
en une fille de qualité de six ans , & en
un païsan de soixante. Enfin ils meurent par la cangréne de l'Estomac ,
comme je l'ai vû à Ugenet , en un fils
robuste d'un Seigneur Ballif , qui mourut au quatriéme jour.

L'eau fraiche est le meilleur & le plus puissant reméde en cette cruelle maladie, puis qu'elle détrempe la bile, diminue son acreté, & facilite sa sortie: Ce que j'ai expérimenté, même en l'age le plus tendre, comme ici en un enfant (a) de deux ans, & même dans les tems où les forces semblent tout-à-fait manquer. Ce que j'ai vû à Cronai au fils ainé du Seigneur de ce lieu (b), que je trouvai si foible par les évacuations qui avoient précédé, que je fus en doute si je ne lui donnerois pas des cordiaux, nonobstant le feu qui le dévoroit. Cette derniére indication ayant prévalu, je lui fis prendre de tems en tems de l'eau fraiche, & il se rétablit au grand étonnement de Monsr. & Made. la Ballive, qui me dirent, qu'il faloit toute la bonne opinion qu'ils avoient de moi, pour soufrir que je ne lui donnasse que de l'eau en cet état.

On aporte près du lit des malades un seau d'eau, dont ils boivent à leur soif, ils la rejettent & reboivent, jusques à ce que l'inflammation de l'Estomac & des intestins cesse, & que la bile soit évacuée; puis par les bouil-

(a) De Beauf.　(b) Mr. Manu. de Cron.

tions de poulets & autres, on rétablit
leurs forces.

Le *Cholera morbus* est quelquefois
produit par des spasmes hystériques :
J'ai vû une femme qui a de violentes
douleurs aux seins, avant le vomissement, lequel dure plus de vingt-quatre heures.

Le vomissement du sang est souvent
mortel, lequel arrive par de différentes causes. Premiérement par le dissolvant de l'Estomac, quand il est trop
piquant, & son acide trop dévelopé ;
parce qu'ayant rendu trop mince la
tunique veloutée, elle ne soûtient pas
assez les artères & les veines de la tunique nerveuse : Aussi ces vaisseaux s'ouvrent & se rompent, lors qu'ils sont
distendus par la quantité du sang, ou
qu'il est trop raréfié, comme je l'ai
vû dans les affections hystériques, quand
la fièvre survient apres de grands maux
d'Estomac, & depuis peu en la femme d'un de nos Pasteurs, qui avoit
une fièvre double-tierce extrémement
violente. Je l'ai vû encore arriver à
un Gentil-homme du voisinage (c) par
la secousse du corps, pour avoir fait
sauter à son cheval un large fossé, le-

(c) Mr. d'All.

quel vomit plus de quatre livres de
sang.

Ce vomissement arrive aussi par l'obstruction des artéres de la ratte, soit
par un Scirrhe, comme je l'ai vû à
Nions, soit que ce viscére soit devenu
charnu, comme j'en ai vû plusieurs
exemples. *Blancard* raporte celui d'un
homme qui en mourut, dont la ratte
étoit couleur de sang, fort grosse, &
les veines de l'Estomac remplies de
sang ; & d'un autre qui eut le même
sort, auquel on trouva la ratte charnuë, rouge, & trois fois plus grosse
qu'à l'ordinaire. *Wepfer* fait la rélation
d'un homme dont la ratte pesa six
livres, par l'excès de nourriture. Le
sang des veines de l'Estomac en ces cas
ne coulant que difficilement dans la
ratte, il reflue en ces vaisseaux & les
fait crever.

Outre ces causes ordinaires du vomissement du sang, il y en a qui arrivent rarement ; comme est celui qui
vient de la piquûre d'une Sangsue,
dont *Vedelius* raporte un exemple : par
des boutons au pylore, & par la re-
tention des mois. Le sang étant par
tout pressé, se porte plus abondamment là où il l'est moins : Ainsi souvent

es sources étant découvertes ne donnent qu'un filet d'eau, qui se grossit par le poids de la terre, sur le bassin ou les environs d'où elle coule. Quand ce sang est piquant, les fibres se soulévent, & on le rejette ; mais quand il est doux ou styptique, il s'y amasse si considérablement, que les membranes de l'Estomac plient ; les Esprits étant arrêtez par ce poids dans les fibres, font effort pour le faire sortir : que s'ils ne sont pas en sufisante quantité, cette masse distendant les nerfs stomachiques & les cardiaques, le mouvement du cœur s'arrête, & on meurt subitement.

Les Signes qui précédent ces accidens sont, l'appetit dévorant, les maux de cœur le matin, qui finissent par des sérosités qu'on rejette, la grosseur ou la dureté de la ratte, & le ventre sec.

Dans le Paroxysme il faut par de l'eau chaude miellée, dilayer le sang, pour l'empêcher de se cailler, afin de le rejetter plus facilement, ou de le faire couler par le bas.

Les lavemens acres, faits avec la décotion de Mercuriale, de Camomille, & de Germandrée, y ajoûtant deux ou trois cueillerées de miel, font très-bons, parce qu'ils fortifient le mouvement périftaltique de l'Eftomac, en augmentant celui des inteftins ; ainfi ils procurent fon dégagement, en faifant couler le fang dans les parties baffes.

On ouvre la veine du bras, fi les vaiffeaux ne font pas trop vuides, pour caufer une diverfion, & en cas qu'ils le foyent, on fait des ligatures un peu fortes aux jambes & aux piez, & des frictions du haut en bas aux cuiffes.

L'Eftomac étant vuide on ferme les vaiffeaux par la décoction de *Tormentille*, de *Millefeuille*, ou d'*Oreille d'ours*, qui refferrent fans irriter : La Conferve de *Rofes*, diffoute dans l'eau de *Plantin* eft auffi fort bonne.

On fait cuire la racine de *Confolide* coupée en tranches dans le bouillon, (lequel on ne doit pas prendre fort chaud,) le malade fe devant tenir au liquide pendant quelques jours.

Quand le vomiffement du fang vient du diffolvant trop fort des alimens, il faut deux heures avant le dîné & le foupé prendre la poudre fuivante :

Prenez du *Diaphorétique de Mars*, du

Corail rouge, de l'*Hæmatite*, de la *corne de Cerf* & des *yeux d'Ecreviſſes* préparés, de chacun deux dragmes, de l'*Anis* & du *Coriandre* pulvériſez, de chacun une dragme & demie, leſquels étant pilez ſéparément & tamiſez on les mêlera bien. La doze eſt d'une dragme.

Le ventre doit toûjours être libre.

Le ſang ſe reproduiſant aſſez promptement en ces malades, il faut ſi-tôt que les vaiſſeaux ſont pleins, ouvrir la veine, afin de laiſſer fortifier la cicatrice de l'Eſtomac, ce que jai toûjours fait avec ſuccès.

Quand la perte du ſang a été exceſſive, le ſang ſe reproduit fort lentement : comme je l'ai vû en une perſonne de qualité (*d*), attaquée du ſcorbut, qui crut pendant pluſieurs mois mourir chaque jour, par les oppreſſions de poitrine, les gonflemens des entrailles, & les flammes qu'il y apercevoit ; lequel en revint par les *Atkalis* ſuſdits, le lait avec le Chocolat, l'écorce de Citron, & les bouillons bien nourriſſans.

Quand le vomiſſement du ſang vient de la ratte, il faut en lever les obſtructions, ſi-tôt qu'on le peut, par

(*d*) Mr. Kis.

les apéritifs doux , comme eſt la décoction d'*Arrête beuf* , de *Chardon à cent*
têtes , de *peau de fèves*.

Je me ſuis ſervi utilement de cette
Opiate pour un Seigneur Ballif de Beau-
mont (e) , qui fut exempt pendant le
cours de ſa Préfecture du retour de
cet accident.

℞ *Cuticulæ Citri* ℥j *Mart. rore para-*
ti , Ocul. Cancr. Spod. & Corn. Cerv. ana
℥iij , *pulver. Cornach, anaticè Compoſit.* ℔
℥vj; fiat cum *Syrup. cortic. Citri* Opiata
mollis. Doſis ab ʒj ad ʒij.

Le vomiſſement du ſang qui arrive
par la rétention des règles eſt très dangereux , auquel on remédie par les demi-bains tièdes , par les ſaignées du
pied & par les parfums de *myrrhe* , de
alhandal & de *galbanum*.

Le vomiſſement du ſang qui eſt produit par des Sangſues , ceſſe en les
faiſant mourir. L'eau ſalée eſt très bonne , auſſi bien que l'huile.

On tuë auſſi les vers , qui cauſent
ce mal par la décoction d'*Atanaſia*, de
Succiſe, par la teinture d'*Aloës* & l'eau
de *Camomille*.

Quand le vomiſſement du ſang vient
par des purgatifs âcres trop réïtérés ,
(e) Mr. Tſchiff.

il est mortel, comme nous le venons
de voir en un Régent du Collége de
ce lieu (*a*), qui ayant pris plusieurs
jours la décoction de l'itimale, qu'une
Tailleuse lui avoit préparée, mourut
rendant son sang par le haut & le bas.

CHAPITRE VII.

Des Vers des intestins.

LEs Vers se nourrissent du suc des
alimens, dans l'Estomac & les intestins ; aussi quand ils y sont en quantité, le sang n'étant pas suffisamment
douci par le peu de Chyle qui y entre,
s'aigrit. Ces personnes sont affamées
& fort maigres, comme on le voit tous
les jours.

Il se trouve en nos intestins trois sortes de Vers, de longs, de courts, &
de plats, lesquels ne sont pas particuliers
à nôtre Espéce, puisque les Vers *longs*
se trouvent dans la terre, les *courts*
(*ascarides*) aux Chevaux, & les *plats*
aux Chiens : & c'est de ce long canal
que les œufs des insectes, sont portez
par le moyen du Chyle & du sang,
dans toutes les parties de nos corps,

où

(*a*) St. Amalr.

où étant éclos ils produifent les Vers
qu'on y trouve.

Les infectes font en fi grand nombre,
& les œufs de la plûpart d'eux font fi
petits, qu'ils s'introduifent en nous,
fans que nous les apercevions. Nous
n'en remarquons point dans le lait,
cependant par les Cirons qui naiffent
dans le fromage, on voit quelle quantité il en contient ; & felon l'obfervation des Matelots, l'eau la plus pure
ne s'en trouve exempte , qu'après s'ê-
tre corrompuë & éclaircie par trois fois.
Les alimens en produifent beaucoup,
par les œufs que les infectes y inférent,
comme on le voit dans les herbes que
nous mangeons, qui font rongées chacune par une efpèce de vers qui y dépofe fes œufs. La plûpart des fruits en
font auffi piquez : Ils font même fort
communs en quelques uns , où l'on
ne voit aucune ouverture, ni cicatrice,
comme font les Cerifes. Cette confi-
dération a obligé plufieurs Phyficiens
à croire qu'ils étoient introduits dans
ces fruits par la féve , ce qui trouve
beaucoup de difficultés.

Premiérement , parce qu'il faudroit
que ces œufs fuffent d'une petiteffe in-
concevable , pour pouvoir entrer dans

es capilaires des racines de ces arbres.

2. Comment est-ce qu'ils pourroient e conserver dans tous les utricules de écorce, du tronc, & des branches où a séve se fermente.

Il y a plus d'aparence qu'ils sont roduits par une espéce de Chenille, qui est de la longueur d'une petite ai- uille, & qui n'en a pas la grosseur, que je trouvai sans y penser. La cha- eur m'aiant obligé de m'asseoir sous un Cerisier, dont le fruit est fort gros & de très bon goût, mais beaucoup sujet ux vers, je fus surpris de voir la quan- ité de ces petites chenilles vertes, qui étoient suspendues à des filets, & ces filets attachés aux feuilles de cet arbre, lesquelles étoient labourées par ces vers, dont je vis plusieurs qui étoient encore entre les deux tuniques qui composent ces feuilles où elles s'étoient nourries, & apparemment formées, les autres feuilles n'aiant point de ces traces : On n'en aperçoit point aux feuilles des Griotiers, aussi on n'en voit point aux griotes lesquelles sont aigres.

Ces Chenilles peuvent piquer ce fruit par leur queues qui sont fort pointues, & y introduire leurs œufs, à la manié- re des autres insectes : L'humidité de

ce fruit est aparemment la cause de ce
qu'on n'y aperçoit point d'ouverture,
comme dans les pommes, les poires &
les noix, qui ont plus de consistence.

La matiére des petits boutons qu'on
voit aux visage, en perce la peau, sans
y laisser de cicatrice : Un homme de
qualité (a) demeurant à Nions, rendit
en dormant pendant trois nuits du sang
de la région de la ratte, sans qu'on pût
apercevoir d'où il étoit sorti. Un Gentil-homme Parisien s'étant retiré à Neûchâtel, y vécût quelques années avec
beaucoup d'agrément, par l'honnèteté
des personnes de ce lieu, & avec bien
de la santé, par la bonté de son air &
de ses alimens : Etant devenu malade,
& son mal s'empirant tous les jours,
il fut conduit ici, son état me parût
si mauvais, que je lui conseillai d'y
rester pour ne pas mourir en chemin ;
ce que n'aiant pas voulu, je lui prescri-
vi un Opiate composé des racines les
plus cordiales, & les plus amères de
nos montagnes, pour inciser les glaires
de son sang, & le rendre fluide : Elle
fit le changement que je souhaitois ;
il se rétablit parfaitement, à la reserve
des

(a) Mr. de la Mote

des poux qui se formérent entre cuir & chair, qu'on sortoit soir & matin en changeant de linge: Ils l'incommodoient si peu, qu'il ne me demanda point de remède pour l'en délivrer, & je le voiois dans un âge trop avancé pour lui conseiller le mercure; il vécut plusieurs années de cette maniére, & mourut d'une fièvre qui n'eut point d'accident particulier. On ne put voir la sortie de cet insecte, pas même derrière les oreilles, où l'on en trouvoit le plus, quoi qu'il se fit souvent raser toute la tête.

Cet arbre étant près de la maison, j'ai remarqué que ces Chenilles ne naissent sur ces feuilles, que lorsque la Cerise aproche de sa maturité, (aussi ce Vers croit beaucoup en peu de tems) & qu'en ceux dont les feuilles sont peu burinées, les vers y sont rares. Comme les insectes produisent beaucoup d'œufs, il y a aparence qu'une de ces Chenilles, pique beaucoup de Cerises, où elle ne met qu'un œuf.

Nos pois sont percés par un insecte fort long, qui a quatre ailes de couleur bleue, ressemblantes à un Crêpe roide & fort luisant: cet animal sort de

l'eau dans le temps que ce légume fleu-
rit; paroissant comme un *Scarabé*, qui
s'attache à la muraille, ou au bois le
plus proche, tournant le dos au soleil;
sa peau se dessèche, puis elle s'ouvre
sur le col ; alors sa tête & le reste du
corps en sort, & elle s'envole.

Tout ce changement arrive en moins
de deux à trois heures.

Le *Hurbec*, dont la figure est si belle, & la couleur si brillante, l'émail
du mâle étant verd, & celui de la fe-
melle amarante, après avoir par sa
trompe tiré le suc de nos pommes
naissantes, & en avoir fait des épon-
ges, pose ses œufs sur une feuille de
vigne, qui se recoquille, d'où il sort
un ver qui ronge nos raisins, & s'introduit dans leurs grains qu'on avale,
quand on mange ce fruit avec avidité.

Le *Perce-oreille* introduit ses œufs dans
les noisettes, & l'amertume des noix
vertes ne les exempte pas du même
sort.

Les *perles* qui environnent les petites branches en manière de bracelets,
& celles qu'on voit sur les feuilles placées en broderie, font des chenilles,
qui mangent nos pommes, même en
fleurs, & y introduisent leurs œufs.

Le *Grain d'avoine* en rongeant nos poires, y plante aussi ses œufs. La Chenille la plus mauvaise vient des *Ephémères* qui environ Pâques sortent de l'Eau, quelquefois en si grande quantité, que le bord du lac en est presque blanc. Ce papillon s'attache à une branche jusques à ce qu'il sorte des œufs, (dont son corps est rempli) des chenilles vertes, qui dévorent les feuilles de nos poiriers, & ensuite les poires, lesquelles il empêche aussi quelquefois de meurir par le défaut d'ombrage. Les *Hirondelles* arrivant à peu près dans le tems de leur sortie, s'en nourrissent, tandis qu'elles en trouvent, & par là nous font un fort grand bien.

Les *Cousins*, *Culices*, qui font périr tant de nos pommes, nous nuiroient beaucoup, si en les piquant, ils ne les faisoient pourrir.

Le froment & le seigle font mangés par les *Gourgillous*, & rongés par un insecte qui forme des croutes sur leurs monceaux ; & peut-être les *Gerses* qu'on trouve dans la farine naissent des œufs de ces vers : j'en ai vû une qui étoit la sixiéme, laquelle étoit sortie de l'o-

A a 2

reille

reille d'une fille de qualité de Perroy
(*a*), qui la délivra des élancemens
qu'elle y apercevoit, des maux de
Tête & du trouble de l'Efprit, dont elle
avoit été travaillée pendant dix jours.

Je ne fai fi cet infecte nous eft
nuifible, mais elle eft d'une grande
beauté. Je trouvai cette chenille fous
un Orme avec fon Cocon ; Elle étoit
de la longueur, & de la groffeur d'un
ver à foye, quand il commence à fi-
ler, fon corps étant pareillement di-
vifé en fegmens, dont les trois qui
aprochent la queue avoient le fond
blanc ; mais les deux de devant étoient
chacun couverts de deux rangs de tri-
angles qui fe touchoient, dont les
pointes finiffoient entre les bafes ; ils
étoient diftingués par les couleurs de
citron, de bleu & de rouge, fi vives
que je n'ai rien vû de fi beau ; leur
bafe étoit d'une ligne & leur hauteur
de deux & demi ; ces ifocèles étoient
très hardis. L'infecte fuivant n'eft pas
moins remarquable.

La femme d'un Laboureur nommé
Jofué Burga du Village de *Montalché*
en la Principauté de Neûchâtel aperçut une tumeur en la région du foye,

(*a*) *Me. de Bonrge.*

qui groſſit ſi conſidérablement , qu'à
la fin elle avoit un pié de diamètre :
l'ayant porté pendant vingt-cinq ans ,
il ſe forma un trou au milieu , d'où
il ne coula que peu de férofités. Le
25. de May 1714. il s'en fit un autre ,
d'où il ſortit une membrane oblongue,
à l'extrémité de laquelle parut un animal , dont la peau étoit chargée des
couleurs les plus vives , & variée d'u-
ne maniére ſi merveilleuſe , qu'elle fut
l'admiration de tout le Village & des
environs : ces couleurs ſe perdirent peu
à peu après ſa mort. Par la ſortie de
cet animal , cette femme fut délivrée
du feu cuiſant qu'elle apercevoit en
cette tumeur ; il ſortit enſuite par ce
trou plus de trois cens vers & environ
un ſeau d'eau. Avant cet événement
ſon ventre & tout ſon corps avoit
beaucoup groſſi. Cette femme guérit
mais non pas parfaitement. J'envoyai
chercher le Mari qui me fit voir cet
inſecte, lequel étoit long de demi pié ,
reſſemblant par ſa groſſeur, ſa figure
& ſa couleur , au Lézard qui rampe
contre nos murailles. Savoir ſi ce rep-
tile venoit de quelque œuf de cette
eſpèce que cette femme eut avallé, ſans

A a 3   y

540

y prendre garde, ou si ce petit animal s'étoit glissé dans sont gosier, dor-
mant la bouche ouverte à la Campagne, comme il est assez ordinaire à ces
personnes; savoir encore, si ces belles
couleurs ne venoient pas de l'action
des sucs bilieux & pancréatique, dont
ce petit animal s'étoit nourri avec le
Chyle, ou si l'impression de ces deux
liqueurs sur sa peau n'avoit pas produit
ces couleurs, c'est ce qu'on remet au
jugement des Savans.

Pour m'assurer de la vérité de ces
couleurs, je demandai à Mme. la Baronne de Gorgier, dont ce Village dépend, si elle avoit vû cet animal lors
que ces couleurs étoient si belles & si
bien nuancées, elle me dit qu'oui, &
qu'on ne pouvoit rien ajouter à leur
beauté. Je vis à St. Aubins le Chirurgien qui avoit traité cette femme, lequel n'avoit pas des expressions assez
fortes pour me représenter le brillant
& la variété de ses couleurs : C'étoit
un homme âgé, sage, & sachant sa
profession.

Comme plusieurs Médecins ont depuis peu traité ce sujet avec beaucoup
d'érudition ; Mr. *Andry*, Docteur Régent, & Professeur en Médecine de la

aculté de Paris, ayant écrit tout ce qu'on peut dire de plus utile fur cette matiére, & ce Livre s'étant répandu par tout, pour éviter les redites, je ne raporterai que quelques Obfervations.

Les Vers pouvant être produits chez nous par tant de maniéres, & même par les vents violens, qui tranfportent les œufs de ces infectes fur nos alimens, comme ils portent les graines fur les terres qu'on n'a point femées, nous avons un grand fujet de bénir Dieu, qui a mis en nos Eftomacs, une liqueur qui diffout les œufs des infectes qui y entrent; puis qu'il n'y a de perfonnes fujettes aux Vers, que ceux en qui ce ferment eft mal conditionné; comme font les Cachechtiques & ceux qui mangent trop, principalement les enfans, leur acide ne pouvant pénétrer tous les alimens qu'ils prennent.

Les fignes des Vers des inteftins les plus certains font, l'haleine puante tirant fur l'aigre, les déjections blanchâtres, les frayeurs dans la nuit, ils caufent même quelquefois l'*Epilepfie*, comme je l'ai vû en une femme de qunrante ans, qui tomboit tous les jours dans les convulfions; les frayeurs

A a 4   qu'elle

qu'elle avoit pendant la nuit, m'ayant
fait soupçonner les vers d'en être la
cause, on lui donna un purgatif qui
lui en fit rendre plusieurs pelotons, &
elle fut guérie : Etant apellé dans un
Château voisin, pour une fille âgée
de sept ans, elle en rendit à peu près
autant par un vermifuge, & elle fut
guérie d'un mal de tête & d'une douleur si vive de côté qu'on craignoit la
pleuresie, parce que la fièvre & la difficulté de respirer l'accompagnoïent.

La faim avec la maigreur est un signe des moins équivoques, comme en
la Marchande dont j'ai parlé dans le
Traité des Vapeurs, laquelle mangeoit
beaucoup, quoi qu'elle n'eut que la
peau sur les os, ne pouvant plus voir
ni marcher; & en une fille de vingt
ans, qui demeura en cet état, jusques
à ce que par des tablettes réïtérées elle en eut épuisé la source. La prémiére
femme prit ce remède :

℞ *Pulver. radic. succis., brion., gentian.,
ana ℈j, merc. dulc. gr. xv. syrup. absint.
q. s. fiant boli, superbibendo ℥iij aquæ por-
tulac.*

La Marchande avala celui cy :
℞ *Theriac ʒj, diagrid. gr. x. aquil. alb.
℈j, misce.*

La jeune Demoiselle prit cette boisson :

℞ *Semen Cardui benedict. Citri & Rhabarb.* ana ʒj. *ferveant in aquæ portul.* ad ℥iv. *Colaturæ* misce *Corallin.* & *Corn. Cerv. ust.* ana ℈j, *syrup. flor. persic.* ℥j, *fiat potio pro duabus dosibus.*

La derniére se servit de ces Tablettes :

℞ *Diagrid.* ʒiiß. *aquilæ alb.* ʒiij. *facchar. albissim.* ʒiv *gumm. arabic. q. s. fiant tabellæ, dosis à* ʒi ad ʒij.

Les Vers plats ont à peu près les mêmes accidens. Les Diarrhées & les anéantissemens sont plus fréquens, le froid au ventre les accompagne souvent, comme il arriva à un Capitaine (a) du voisinage, qui en fut travaillé pendant quelques années. Il sortoit de son corps des fragmens assez longs, qui ne changeoient point son état. Enfin les pilules suivantes lui en firent rendre une portion de plus d'un pié & demi, & large de plus d'un pouce, qui étoit plissée en ses bords & il en fut délivrè.

℞ *Agaric. gentian. & succis.* ana ʒiß, *filic. fœmin. diagrid. & corallin.* ana ʒij, *extract. absinth.* ʒiß *syrup. flor. persic. q. s.*

A a 5

fiant

(a) Mr. Dox.

fiant pillulæ in lecti introitu ad ʒſs, &
manè ad ʒj ſorbendæ.

J'ai vû une Dame Ballive guérie de
ce mal par la ſeule poudre de Fougère.

L'émétique, le ciclamen, l'ellébore
noir & le blanc, cauſant de violentes
contractions des inteſtins, les mettent
quelquefois dehors.

Etant apellé à *Fribourg*, j'y fus conſulté par un Lieutenant aux Gardes,
qui ſouffroit depuis pluſieurs années;
il avoit beaucoup d'appetit quoi qu'il
fut extrémement maigre, ſon viſage
étoit fort pâle, il avoit des maux de
ventre preſque continuels: J'en attri-
buai la cauſe aux vers plats; m'ayant
répondu que perſonne ne lui en avoit
parlé, il me pria de lui preſcrire des
remèdes, leſquels lui en firent rendre
une ſi grande quantité d'entiers, & de
diſſous, que je n'oſe raporter la rélation qu'un habile Apoticaire de ce lieu
(*a*) m'en fit; je le vis ſix ans après à
Romont, dont il étoit Seigneur Baillif,
qui me dit n'en avoir plus aperçu: Le
principal remède fut celui-ci:

℞ Rad. Rhab., Gentian., Brion. & ſuc-
ciſ., ana ʒij. Mercur. dulc. ʒiſs aloes hepat.

(*a*) Mr. Balon.

pat. Ʒiiß. Extract. absinth. q. s. fiant pillulæ : dosis manè jejuno stomacho Ʒi :
ante cœnam & in introitu lecti Ʒß.

CHAPITRE VIII.
Du Hoquet.

L E *Hoquet* tient le milieu entre
les nausées & le vomissement :
car le mouvement des fibres musculeuses est plus fort au hoquet qu'aux
nausées, & plus foible qu'au vomissement : Il diffère encore des deux en
ce qu'il vient par reprises.

On ne doit pas imputer ces intervales au Diaphragme, puisque son mouvement n'y répond point ; car souvent
il y a entre les hoquets deux ou trois
respirations.

Le hoquet vient de la compression
de plusieurs fibres de l'Estomac, par
lesquelles le courant des Esprits animaux étant arrêté, se rétablit : Ceux
qui viennent du cerveau donnant aux
Esprits qui sont retenus, la force de
soûlever le poids qui les afaissoit, ou
d'élargir ces canaux quand ils sont res-
serrés par la piquure des sels trop dé-
velopez du suc stomacal, ou des ali-

A a 6

mens

mens qu'on a pris. Mais après cet effort, fi cette matiére ou ces fels ne font pas déplacés, ce poids fera la même compreffion, & ces fels, la même conftriction, qui fermeront comme auparavant le paffage des Efprits; jufques à ce qu'il foit venu du cerveau affez d'Efprits pour faire un autre effort.

On remarque tous les jours cette premiére caufe, en ceux qui mangent plus qu'il ne faut, par le poids des alimens, qui preffent trop les fibres fur lefquelles ils apuient, fur tout quand les morceaux ne font pas bien mâchez: Et même cela paroit par le remède; car l'eau prife à grands verre, faifant changer de fituation à ce morceau, fait ceffer le hoquet, qui ne finiroit pas en prenant peu à peu la même quantité d'eau, & moins encore la même quantité de vin, qui fait redoubler le hoquet.

Le Hoquet arrive encore par le poids des alimens, non fur quelques fibres feulement, mais fur toutes, quand ils ne peuvent pas fortir & que l'Eftomac n'a pas la force de les rejetter, comme on l'a vû en un Marchand de ce lieu (a), fort âgé, dont le *pancréas*

(a) Mr. Main.

grofli preſſoit ſi fort le *pylore*, que rien
ne pouvoit paſſer , & en deux femmes
de qualité qui étoient dans le même
cas.

Les ſels cauſent le plus ſouvent cette conſtriction des fibres , quand ils
ſont mêlés avec la pituite , comme on
le voit dans les fièvres malignes , où
le hoquet ne ceſſe que par leur ſortie.

On le voit auſſi arriver par les purgatifs trop forts , par les raiforts , les
oignons & la moutarde , qui cauſent
des contractions aux fibres de l'Eſtomac.

J'ai vû un Octogenaire , qui par la
priſe d'une doſe d'Opiate de Quina
mal pilé , avoit un hoquet depuis
vingt-huit heures , lequel il falut purger pour le faire ceſſer , puis avec la
teinture fort claire de cette écorce on
le guérit de ſa fièvre.

Le ſuc ſtomacal retenu dans les glandes de la tunique veloutée , piquant
les fibres , produit auſſi le hoquet ,
comme il arriva au Soldat dont parle
Riviere , qui après avoir beu de l'eau
fort fraîche , fut attaqué d'un terrible
hoquet. J'ai vû le même accident arriver à un Apoticaire de Rolle par la
même cauſe. La guériſon du prémier

par l'eau de *Balaruc* qui est fort chaude, & celle du second par la décoction
fort chaude de fleurs de Camomille,
justifient nôtre hypothése; aux quelles
j'ajouterai la guérison de Mr. le Lieutenant Ballival de Nions (*a*), qui fut
délivré d'un hoquet qui avoit duré
trois jours & trois nuits, par la décoction de fleurs de Centaurée, laquelle
rendit fluide le suc stomacal, qui avoit
été épaissi par une boisson trop froide.

L'Opium fixant le suc nerveux des fibres sur lesquelles il apuye, cause souvent le hoquet dans le commencement
de son opération, & même le vomissement, quand le courant des Esprits
est fort.

L'inflammation des fibres de la vessie, resserrant trop leur cavité, arrête
le cours des Esprits, qui retrogradant
par les lassis des reins, causent le hoquet, lequel est si dangereux, que les
habiles Lithotomistes n'entreprennent
pas l'extraction de la pierre quand il
paroit.

Dans la Dyssenterie il n'est pas moins
dangereux, comme nous l'avons vû en
un de nos Conseillers qui en fut attaqué dès les prémiers jours : le hoquet

(*a*) Mr. De Givr.

dans les fièvres malignes, étant le plus souvent l'avant-coureur de la mort par cette même raison.

Quand ces inflammations sont accidentelles, elles ne sont pas toûjours mortelles, lorsque on est bien secouru; comme on l'a vû en un Seigneur Baillif de ce lieu (*b*), qui après une chûte de cheval, fut attaqué d'un hoquet qui ne discontinuoit point, & d'un vomissement qui revenoit au plus tard à chaque demi quart d'heure. Ayant été apellé le cinquième jour, nous fumes obligés, pour prévenir la cangrène du *Duodenum* où étoit le siége de la douleur, de lui faire ouvrir la veine matin & soir; tellement qu'en deux jours & demi on lui tira cinquante onces de sang, quoi qu'il fut *Sexagénaire*. Par ces évacuations, & par le *Narcotique* qu'il prenoit le soir, il fut promptement guéri.

L'inflammation causée par le dissolvant des alimens retenus dans les glandes de la tunique veloutée, qui s'étoit formée dessus, n'avoit pas produit un hoquet moins dangereux à Mr. le Pasteur Aguet, comme nous l'avons dit. L'excoriation qui accompagnoit cette

(*b*) Mr. Bers.

inflammation, ayant paru par l'hydromel, qui lui caufa des douleurs cui-
fantes en l'Eftomac, les trois prémiers
jours aprés que l'Emétique eut emporté la peau, & exprimé les glandes qui
contenoient le fuc ftomacal, qui par fon
féjour étoit devenu rongeant.

Les alimens retenus trop long-tems
dans l'Eftomac s'aigriffent, & picotant
let fibres de fes membranes, caufent le
hoquet, comme je l'ai vû arriver par
le foye, & le *Pancréas* qui comprimoient
le *Pylore*.

Il eft rare que les férofités qui picotent les fibres de la tunique nerveufe
& mufculeufe, caufent le hoquet. Je
l'ai néanmoins vû en Mr. le Baron de
Rolle, de l'Illuftre famille des Steiguers,
qui fut travaillé plufieurs jours du hoquet, jufques à ce qu'il fe fut formé
une veffie fur la *malléole* externe du
pié gauche, d'où la férofité coulant
goute à goute, dégagea tout le corps,
& puis l'Eftomac, par la ceffation du
hoquet.

On peut raporter à cette caufe les
fréquens renvois d'un Avocat de Ni-
mes, dont parle *Riviere*, *Obf. XI, communiquée*, lequel avoit beaucoup de difficulté à avaler, puis il rejettoit ce

qu'il avoit pris, y ayant de la tension
u fond de l'Eſtomac & des parties voi-
nes. Il fut ſoulagé par la fomentation
les herbes chaudes, & enſuite guéri par
un flux d'urine, cauſé par la ventouſe
ſèche, apliquée ſur l'Eſtomac avec
beaucoup de flamme. Cette compreſ-
ſion ayant forcé ces ſéroſités de ſortir
d'entre ces membranes.

Le hoquet arrive auſſi dans le *Dia-*
bete, qui eſt une maladie dont le ſiége
eſt plus ſouvent dans les glandes de
l'Eſtomac, que dans les Reins. Ces
glandes alors par la mauvaiſe diſpoſition du ſang, ne filtrant qu'un ſuc ſalé;
comme il paroit par l'altération continuelle, & par le défaut de l'appetit,
quoi que le gout des alimens ſoit bon,
comme je l'ai vû ici en un Juſticier,
qui fut emporté par cette maladie.

Le hoquet qui ſurvient aux hémor-
rhagies & aux purgations exceſſives eſt
d'un mauvais augure, & plus encore
la convulſion; parce qu'en ces cas, les
Eſprits animaux n'étant plus preſſés par
ceux qui viennent des nerfs & du cerveau, ils ne vont plus en avant, mais
s'écartans, chacun d'eux prend un chemin particulier. Ainſi le mouvement
du

du cœur cesse, & le plus souvent ne se rétablit pas.

Le hoquet qui vient par la dissipation des Esprits, demande les cordiaux, comme sont l'*Eau de Canelle*, les *Confections d'Alkermes* & *d'Hyacinthe*, prises dans le bouillon, & le vin; mais principalement la *Thériaque*, la plus nouvelle étant alors la meilleure; & quand on n'en a pas de mêler dans la vieille un peu *d'Opium*. Les Epithémes avec de l'eau de vie, & les fomentations faites avec la *Sauge*, la *Ruë*, la *Camomille* & semblables conviennent bien.

Le hoquet produit par le *Narcoti-que* se dissipe bien-tôt par la continuation de son action. Quand il arrive après que son action a fini, on fait couler les glaires qui se sont amassées dans la cavité de l'Estomac, par la diminution de son mouvemens péristaltique: Alors l'*Eau d'Anis*, l'*Eau Impériale* & semblables sont bonnes pour les fondre, & les faire sortir.

Le hoquet produit par la pituite épaissie, chargée de sels, & par des remèdes irritans, se calme par des purgatifs legers, ou par la décoction d'*Azarum*, & quand il y a de la plénitude, par l'*Emétique*.

Quand il est produit par une sérosité épanchée entre les tuniques de
l'Estomac ; la saignée réitérée peut rémédier à ce mal, & quand la nature
ne la transporte pas sur des autres parties, les vésicatoires y peuvent supléer.

Le hoquet produit par une pituite
retenue dans les glandes de la tunique
veloutée, ou par une membrane qui
les couvre, ne peut être emporté que
par le vomitif ; comme en l'exemple
qu'on a cité, & on guérit ces petits
ulcères par l'hydromel, ou la teinture
de *Sanicle* avec le sucre.

Le hoquet par le *Pancréas* trop gros-
si est souvent incurable ; aussi bien
que celui qui est causé par des tubercules dans le *Pylore*. Les seules prépa-
rations de *Mars*, prises long-tems, peuvent ouvrir les glandes de ce viscère,
quand l'obstruction n'y est pas grande.

Le hoquet produit par le *Diabete*
ne se guérit qu'avec cette maladie,
qui est souvent mortelle, par la mauvaise disposition de toute la masse du
sang; dont quelques uns ont été délivrés
par le lait d'anesse *chalybé* & le narcotique,
donné par intervalles, par le lait de ché-
vre, par les Ecrevices calcinées (*a*).

(*a*) *Zacut. Lusit.*, *Tezi Gessen*,

CHAPITRE IX.

Des Défauts de l'Estomac, par raport
son mouvement péristaltique.

LE mouvement naturel des fibres d
l'Estomac est plus fort, ou plu
foible, selon la quantité des esprits animaux qu'elles reçoivent, & suivant que
l'irritation des sucs qui se déposen
en cette cavité est plus ou moins gran
de : Le Chyle est plus ou moins propre à nourrir le corps & à former le
Esprits, par le séjour trop long ou trop
petit des alimens dans l'Estomac.

Les alimens sortent trop tôt de l'Estomac par sa grande sensibilité, comme
il arrive quand le vomissement bilieux
a cessé, & à ceux dont le dissolvant
est trop piquant, d'où procéde la Lienterie.

Cela arrive encore quand le mouvement péristaltique des intestins est trop
fort, comme on le voit dans les diarrhées & les dyssenteries ; les sels acres
qui les causent, déterminant les esprits
à se porter trop abondamment dans les
nerfs stomachiques, ce qui m'a souvent
obligé de donner l'Opium en substance,
le liquide étant entrainé sans effet.

Dans les grandes agitations de l'Eſprit, le mouvement periſtaltique de
l'Eſtomac eſt ſouvent ſi violent, qu'il
fait ſortir trop tôt les alimens : C'eſt
ce qu'on a vû en un Général fort eſtimé (a), qui eut des emportemens ex-
ceſſifs après la lecture de ſa ſentence.
Son corps ayant été ouvert après ſa
mort, on ne trouva rien dans ſon
Eſtomac, quoiqu'il eut bien mangé
deux heures auparavant : C'eſt aparemment par cette raiſon qu'on voit
ſi rarement des poiſſons dans l'eſtomac des Baleines. Ce prodigieux poiſ-
ſon ſe battant avec le Nerval, ou étant
piqué avec le harpon, faiſant de très
grands mouvemens avant que mourir.

Les petits ulcères qui ſe forment au
fond de l'Eſtomac en font auſſi ſortir
trop tôt les alimens, par l'irritation
que l'acide de l'Eſtomac y cauſe.

L'inflammation qui reſte en l'Eſtomac après le *cholera morbus*, ſe calme
par les bouillons de veau faits avec la
laitue, par les hordeats, & les avenats.
Trois ou quatre grains de ſucre de ſaturne diſſous dans l'eau de laitue ſont
très bons.

La ſenſibilité trop grande de l'Eſto-

(a) Le Maréch. de Bir.

mac par le diſſolvant peut être calmé
par les *alkalis cretacées*, qu'on pren
deux heures avant la nourriture, &
par les alimens doux.

Dans les *aphtes* la décoction de gran
de *Conſolide* avec le *Sanicle* & la *Verg*
d'or, parties égales, & le ſyrop de
Roſes ſèches dans la colature eſt for
bonne.

Les alimens au contraire ſéjournen
trop dans l'Eſtomac par la foibleſſe du
mouvement périſtaltique, comme on
le voit quand le ſang manque, dont
nous avons donné pluſieurs exemples.

Dans la *Cachéxie*, où le ſang eſt ſi
peu animé, on aperçoit après le repas
une grande peſanteur dans l'Eſtomac
qui dure long-tems, les fibres de l'Eſtomac pliant ſous ce poids.

Cette peſanteur d'Eſtomac arrive ſouvent à ceux qui s'apliquent trop à l'é-
tude après le repas, cette grande tenſion empêchant les Eſprits de deſcendre aſſez abondamment dans l'Eſtomac,
comme nous l'avons dit.

L'Eſtomac dans les fièvres continuës
eſt foible par la diſſipation des Eſprits;
auſſi les alimens ſolides y cauſent de
grandes peſanteurs; & il n'eſt pas ſurpre-
nant que la livre *d'Argent vif*, que ce

poticaire, dont parle *Matthiole*, ava-
 dans le délire, lui causât la mort.

Les grandes douleurs affoiblissent
aussi le courant des esprits dans l'Estomac. Une jeune Dame de ce lieu (*b*),
d'une constitution foible, ne pouvant
accoucher, une femme lui fit prendre
du *Mercure*, l'ayant avalé, elle perdit
le mouvement & la connoissance. Je
fus apellé le dix-septième jour, je lui
fis prendre quelques remèdes, & elle
rendit une demi once d'Argent vif, ce
qui néanmoins ne lui servit pas, car
elle mourut quelques jours après, aparemment par la cangréne des fibres sur
lesquelles l'*Argent vif* apuyoit : Ce remède qui avoit fait du bien, quand
il avoit été donné par un Médecin,
fut mortel, parce qu'on n'eut pas égard
aux forces de la malade. Une femme
de considération de Bursins eut le même sort ; étant morte en couche, on
l'ensevelit dans le Temple : trente ans
après on la découvrit pour y enterrer
une autre personne, on trouva près
les côtes trois à quatre onces d'Argent
vif, qu'elle avoit avalé à différentes reprises, dont on m'aporta une once.

Dans les affections hystériques & des

____
(*b*) Me. May.

hypochondres, l'Eſtomac ne reçoit pas
toûjours aſſez d'eſprits pour rendre le
mouvement périſtaltique fort, parce
qu'ils ſe portent inégalement dans les
parties. J'ai vû pluſieurs fois le bras
droit foible, & preſque inſenſible
quand le gauche étoit fort, la jambe
gauche froide & engourdie ſans com-
preſſion, & la droite fort libre, & ces
états changer ſubitement.

Je ne ſai ſi on peut imputer uni-
quement au courant des Eſprits & à
leur détermination particuliére l'événement ſuivant :

Madame de Montet femme de mérite, demeurant à Yens, rencontra un
homme qui lui avoit dit quelques jours
auparavant des choſes déſobligeantes,
lequel lui en ayant demandé pardon
ſouhaita avec empreſſement qu'elle tou-
chât à ſa main en ſigne de paix. Le
lendemain ſon bras commença à tour-
ner, & continua inceſſamment jour &
nuit, juſques au cinquième jour que
je fus apellé. On me demanda après
m'avoir dit ce qui s'étoit paſſé, & que
cet homme avoit la réputation d'en
ſavoir plus qu'il ne faut, ſi ce cas
étoit naturel, Je la trouvai ſans fièvre,

sans mal de tête, & sans en avoir eu ; son esprit étoit tranquile, & elle étoit de très bon sens. Je me retirai après lui avoir donné l'Emétique, qui agit bien & arrêta ce mouvement pendant six heures. J'avois recommandé qu'on m'aprit qu'elle en seroit la suite, ce qu'on ne fit pas ; ainsi étant morte deux jours après, je ne pus savoir si un abscès dans la substance du cerveau n'avoit pas causé le spasme qu'elle eut jusques à sa fin.

Celui-ci n'est guére moins singulier quoique plus naturel : Je fus apellé à Éclepens pour voir une Dame fort âgée (a), qui se promenant dans le jardin, eut un dévoyement par le haut de peu de durée, après lequel tous les muscles du visage & de tout le corps furent attaqués d'un mouvement successif spasmodique, ressemblant aux touches d'une épinette. Ce mouvement qui faisoit souffrir ceux qui la voyoient, n'étoit point douloureux, mais il continuoit sans relâche le jour & la nuit : je fus apellé le quatriéme jour ; je lui conseillai l'aplication des Sangsues sous les oreilles,

Tome II. B b qui

(a) Me. de Ging. Lag.

qui le firent cesser ; ce qui dura quelques jours. Le même accident étant revenu, les Sangsues, les saignées & les autres remèdes furent inutiles, & elle mourut quelques jours après.

J'ai traité un habile homme (*b*) rateleux, qui pendant les coliques, les maux de reins & des dents qu'il avoit quelquefois en même temps, & le plus souvent successivement, avoit l'Estomac si foible, que la nourriture la plus legère y causoit des pesanteurs : mais quand il n'étoit pas travaillé de ces spasmes, il pouvoit manger de tout sans incommodité.

Les déplaisirs vifs retenant les Esprits dans le cerveau, causent aussi les pesanteurs d'Estomac. Ce qu'on voit souvent en ceux qui l'ont fort foible, & plus encore dans les maladies. Une Dame (*c*) prenoit tous les jours de l'Opiate où le *Mars* entroit, sans en être incommodée ; la même dose lui causa un matin une grande pesanteur, à l'occasion d'un reproche que son mari lui fit, & il falut des cordiaux pour la faire cesser.

La foiblesse de l'Estomac concourt beaucoup au trop long séjour des ali-

(*b*) Mr. wits S. B. (*c*) Me. de C.

mens dans cette cavité, mais comme on en parle beaucoup, il est bon de connoitre en quoi elle consiste.

Elle paroit provenir du relâchement de ses fibres, dont la longueur est augmentée par la diminution de leur épaisseur.

Ce relâchement des fibres de l'Estomac nuit : 1. Parce que les veines & les artères de ces membranes sont alors plus petites : d'où il s'ensuit que la chaleur de l'Estomac est moindre.

2. Le dissolvant de l'Estomac provenant du sang, les glandes de la tunique veloutée en filtrent par cette raison une plus petite quantité, ce qui rend la digestion longue & imparfaite.

3. C'est qu'alors les fibres de l'orifice supérieur de l'Estomac étant relâchées, cette entrée n'est pas bien fermée ; ainsi les parties volatiles du chyme s'exhalent & affoiblissent la digestion.

4. De plus, le ferment perd sa force dans cette grande cavité ; aussi on remarque en ceux qui l'ont petite que la digestion est très bonne. *Diemerbroek* raporte qu'un larron qui étoit vorace ne se plaignoit jamais de son Estomac,

 par

par l'ouverture de son corps, on trouva cette cavité très resserrée. *Cabrol*
raporte un exemple de cette nature :
J'ai vû l'Estomac d'un homme de qualité qui mangeoit de tout & fort abondamment , sans en ètre incommodé.
Son Estomac étoit petit mais fort épais,
comme je l'ai dit sur un autre sujet.

Le relâchement des fibres de l'Estomac est quelquefois si grand , qu'il s'é-
tend au dessous du nombril, dont *Riviere* & *Ambr. Parée* donnent des exemples , & quelquefois jusques au *Périnée.
Boneti Sepulchretum.*

Ce relâchement vient , prémiérement
de ce que les Esprits animaux n'enflent
pas suffisamment les fibres de l'Estomac ; ce qui arrive par le défaut de la
quantité & de la qualité du sang.

2. Ce grand relâchement des membranes de l'Estomac est souvent produit
par des vents, comme il arrive dans les
affections hystériques & des hypochondres , dont on voit tant d'exemples.
L'Estomac devient alors si mince, qu'il
paroit comme du parchemin.

3. La boisson trop froide prise abondamment, cause aussi ce relâchement,
comme je l'ai vû arriver aux Eaux de
St.

St. *Prex* à une Demoiselle de Nions (*a*), qui pour s'en délivrer prit d'un de nos Empyriques, un vomitif qui l'emporta. Les *Eaux minérales* furent auffi fatales à ce Prince, qui pour fortifier fon Eftomac avaloit tous les jours beaucoup de *Gingembre* confit, en la cavité du quel on en trouva une livre & demi (*b*).

Le trop grand ufage du bouillon produit auffi quelquefois ce relâchement. *Kerkringius* raporte qu'une femme ayant pris beaucoup de bouillon, voulut fe fervir de folides ; mais remarquant qu'ils travailloient fon Eftomac, elle fe remit de nouveau aux liquides; ce qui l'affoibliffant davantage, elle mourut. *Solenander* raporte qu'un Païfan perdant fes forces par les bouillons qu'on lui donnoit à l'Hôpital, demanda fa nourriture ordinaire, & fut bien tôt guéri. Etant à Berne au temps que la mode portoit les Preneurs de Thé d'en boire douze à quinze taffes, je fus confulté par plus de vingt perfonnes, qui avoient de grands maux d'Eftomac, par le relâchement des fibres de ce vifcere, que le poids

B b 3

de

(*a*) De Giv. (*b*) Platerus.

de cette quantité d'eau avoit caufé.

Une Dame d'ici (c) ne beuvoit que de l'eau, & en beuvoit beaucoup pour modérer l'ardeur de fon fang ; la fièvre la faifit en mangeant : La fièvre fuf-pendant le cours des Efprits fur cette partie, elle aperœvoit le gout des ali-mens de la même maniére que fi elle les eut eu en la bouche : Ces alimens par leur pefanteur la travailloient fi fort, qu'elle croïoit d'en mourir. Pour remèdier à cet accident, & refferrer l'orifice fupérieur qui étoit relâché, je lui fis prendre nonobftant l'ardeur de la fièvre, un cordial, & elle fut déli-vrée de cet accident.

J'ai remarqué ce relâchement de l'Eftomac & fur tout dans fa fortie en un homme de Lettres de ce lieu (d); qui ayant été taillé de la pierre, étoit confumé par une petite fièvre qui con-tinuoit jour & nuit : il ne vivoit que de bouillons ; fes déjections n'étoient que des glaires, dont fon fang étoit prefque tout compofé. Pour guérir fa fièvre & rétablir fon Eftomac, je lui fis prendre la teinture de *Quina*, faite avec le vin le plus fort ; dont il pre-noit un verre de quatre en quatre heu-

(c) Me. Panchaud.　　(d) Mr. Carr.

res, & un pain cuit entre deux. Il revint de cet état contre son espérance
& celle de tous ceux qui le voïoient.

J'ai vû le même effet en une Dame
de la premiére qualité de Lausanne (a),
en qui la pituïte dominoit si fort que
ses bouillons ne produisoient que des
glaires. Les Médecins ne convenant
pas des remèdes, un cinquiéme fut
apellé qui fit pancher la balance pour
la teinture de *Quina* qu'on ne lui donna pas. Les purgatifs qu'on lui substi-
tua & qu'on employa pendant quinze
jours empirérent son état, on fut obligé de recourir au *Quina* avec le vin
pur, qui la rétablit.

Je ne puis passer cette occasion de
combattre le préjugé où l'on est, que le
Quina gâte l'Estomac & qu'il l'afoiblit,
ce que je n'ai jamais vû par sa teinture, quand elle est bien claire ; &
cet effet est très contraire à l'amertume & à l'astriction de cette écorce,
qui sont si propres à nettoyer la cavité de cette partie, & à resserrer ses
fibres ; dont j'ai vû tant d'exemples,
entre lesquels je raporterai celui-ci.

Un *Empyrique* avoit donné à deux

Bb 4

jeunes

____
(a) Me. de Villardins de wuarens.

jeunes sœurs (*a*), filles d'un Seigneur du voisinage, un Opiate composé avec la poudre de *Quina* & l'extrait de Genévre, pour les guérir d'une fièvre tierce qu'elles avoient. La poudre étant trop grossiére, ce reméde les dérangea si considérablement, qu'elles tombérent dans l'hydropisie *anasarque*; toutes les parties de leur corps étoient tuméfiées; elles avoient perdu l'appétit, le sommeil, & les forces. Comme elles se récrioient extrémement contre le *Quina*, qu'elles ne connoissoient point, je leur en fis prendre la teinture faite avec le vin pur, qui les délivra promptement de cet état & les rétablit : Depuis elles la demandérent pour tous leurs maux, croiant que c'étoit un reméde universel.

La nécessité, ou plûtôt un petit travail détermine les Esprits animaux à se porter plus abondamment dans les fibres de l'Estomac : Les enfans dont le visage est rouge quand ils sont dans le berceau, paroissent pâles quand on les léve; peu de tems aprés ils reprennent leur premiére couleur : ainsi les personnes qui ont demeuré long-tems au lit, ont des vertiges quand ils se lévent,

(*a*) Mlles. Dal.

lesquels se dissipent quelques momens
après : De même les fibres de l'Estomac prennent de la force par les solides, quand ils sont en petite quantité,
à cause de leur pesanteur, qui oblige
les Esprits à s'y porter plus abondamment, que lors que l'Estomac ne reçoit
que des bouillons.

Il est très rare que le relâchement
des fibres de l'Estomac vienne d'une sérosité qui s'épanche sur la moëlle alon-
gée : j'en ai vû néanmoins un exemple en la femme d'un Pasteur de ce
lieu, qui étant cruellement travaillée
des vapeurs, fut mise mal - à - propos
dans un bain trop chaud qui lui causa
une grande pesanteur de tête ; cet accident continuant, son pouls devint
mol & foible ; puis son col & ses épaules lui parurent chargés d'un grand far-
deau, lequel descendit sur les vertèbres
du dos, la respiration parût fort courte, & l'Estomac devint si foible qu'il
ne pouvoit suporter qu'un peu de bouillon, & encore il demeuroit long-tems
à passer : croyant que cette pesanteur
venoit des glaires de l'Estomac, je lui
fis prendre du vin, qui causa en cette
partie beaucoup de chaleur, & pour
B b 5

m'en

m'en assurer davantage on lui donna
un purgatif qui fit très peu d'effet, &
ne changea point son état. Cette sérosité ayant coulé sur les lombes & sur
les cuisses, elle y aperçut une foiblesse
extrème, & les parties hautes se forti-
fièrent : le mouvement péristaltique de
l'Estomac augmenta ; le bouillon, ensuite le solide passa sans peine, ce qui
me fit croire que la compression des
nerfs de la huitième & neuvième paire,
par cette sérosité extravasée, avoit causé ces accidens, qui cessérent par les
hydragogues & les apéritifs.

La cavité de l'Estomac au contraire
est souvent trop resserrée ; ou naturellement, comme l'Estomac de la fille
dont parle *Hyldanus* ; ou par un dissolvant trop styptique, qui cause des douleurs & des gonflemens après le repas ;
ou accidentellement comme il arriva
à un grand Prince (*a*), qui jeuna cinq
jours craignant d'être empoisonné, &
en mourut : ou par la pression de l'Estomac par la ratte. J'ai connu un Médecin qui ayant eu une fièvre violente,
par des déplaisirs réitérés, sa ratte se
grossit si fort qu'il ne pouvoit manger
que très peu, quoi qu'il fut travaillé

(*a*) Lou. XI. R. de F.

par la faim ; ayant pris foir & matin la poudre de *Mars* avec la gelée de framboifes, il eut un grand dévoyement qui le délivra de ces deux accidens.

Les Eftomacs minces quand ils ne font pas foutenus, aperçoivent de la foibleffe, après les purgations qui font fortir tout ce qu'il y a dans les inteftins, laquelle dure jufques à ce qu'ils foient pour la plûpart remplis.

Le mouvement violent du Cheval fait le même effet, fur tout dans le retour de l'âge, quoique l'Eftomac foit vuide.

Le relâchement des fibres de l'Eftomac eft affez ordinaire aux Convalefcens, par le défaut des Efprits animaux, & le féjour des férofités en cette cavité. Pour y rémédier on fe fervira de raifins de caiffe, de figues, qui par un leger picottement oblige les Efprits animaux à y déterminer leur cours. L'extrait de Genévre, & d'Abfinthe, l'Elixir de propriété, font le même effet.

La poudre fuivante, devant ou après le repas eft fort bonne en cette occafion: Prenez du *Coriandre*, de la *Canelle*, des *Cubebes* & de la *Noix mufcade*, de

 chacun

chacun demi quart d'once, de la *Rhu-barbe* une dragme, du *Sucre candi* une once, mêlez les bien : la dose, une dragme ou deux ou trois pincées dans un peu de bouillon ou de vin.

Pour les Hectiques en qui les fibres de l'Estomac sont extraordinairement relâchées, les gelées de *Corne de Cerf*, les bouillons de *Tortuë*, & la gelée de *Coins* prise après sont très bonnes : ou bien l'extrait de *Chynorrhodon* mêlé avec les deux tiers d'écorce de Citron confite & réduite en pâte.

Le sang chargé de parties gluantes, empêchant la production des Esprits, doit être épuré par de petits purgatifs, réitérés de tems en tems, comme est la *décoction amére avec le Senné*, & dans les intervales la teinture de *Quina* dans le vin.

A l'égard de la foiblesse des fibres de l'Estomac qui vient du mouvement irrégulier des Esprits, lesquels quelquefois par leur quantité & leur violence les distendent trop, ou ils les laissent en se portant précipitamment ailleurs,

Il faut dans le premier cas arrêter leur fureur par le Narcotique, & dans le second les rapeller par des cordiaux tempérés, comme sont les confections d'*Hyacinthe*, & d'*Alkermes*, & même par la *Thériaque.*

Les Bains, les Opiates chalybés, la décoction de Trefle aquatique, & les Anti-hystériques font bons.

Cette poudre a servi à plusieurs en cette conjoncture :

2 *Diaphoretic. antimon. & Jovis ana* ʒiiß, *croc. mart. rore parat.* ʒiiß, *ocul. Cancr. ebor. uß. & corn. Cerv.* raſpati & in pollinem redact. ana ʒij, *flavedin. citri ſicc.* ʒiiß, *Cinnamom.* ʒß, *Sacchar.* ad pondus omnium. Doſis ʒiß ter in die.

Quand les fibres de l'Eſtomac ont été ſi tendues qu'elles ont perdu leur reſſort, par des vomitifs trop puiſſans, comme il arrive ici trop ſouvent, & par le poiſon ; on ne leur doit donner qu'une nourriture legère, comme ſont les œufs mollets, les bons bouillons, les hachis &c. L'écorce de noix muſcade confite, avec le Chynorrhodon, & le ſyrop de Coins ſont très bons, ou :

2 *Rhabarb.*, *Tormentill.* & *Cubebar.* ana ʒj *Cinnamom.* ∋ß, pulverentur, exacté miſceantur, cum *Extracti Juniperi* q. ſ. fiat Opiata. Doſis ad molem avellanæ antè paſtus, vel :

2 *Mirabolanor. citrinor.*, *aniſi*, *calami*

aromatici, *bistortæ*, *tormentill. ana* ʒj, *cortic. citri conditi* ℥ß, *syrup. ocellor. nostr.* q. s. fiat mixtura. Dosis ad molem nucis moschatæ, semel vel bis in die.

Quand les fibres sont distendues par des vents; les noix vertes confites, leurs syrops, l'*eleosaccharum d'anis*, de *menthe*, pris dans un peu de bouillon, ou de vin servent beaucoup.

Le serrement des fibres de l'Estomac par un jeune trop long, doit être traité par des bouillons, par des soupes grasses, où le beurre soit l'huile, ne soient pas épargnés.

CHAPITRE X.

Des maux d'Estomac.

LEs maux d'Estomac sont si frequens, & souvent si longs & si violens, qu'il est necessaire d'en découvrir toutes les sources. Pour ce sujet nous ferons ici un abrégé de celles qui sont décrites dans cet Ouvrage, puis nous parlerons encore de quelques autres.

Nous avons dit que les maux d'Estomac viennent, 1. du suc glanduleux de cette partie, quand il séjourne trop dans ses couloirs; soit pour n'être pas assez fluide; soit parce que les sels qu'il qu'il contient font trop dévelopés, leur piquure caufant un fpafme à cette membrane ; ou quand une pituite vifqueufe bouche la fortie de ce fuc , ou qu'il y eft retenu par une peau qui ferme l'orifice de ces glandes.

2. Quand le fuc ftomacal en fortant de ces glandes y caufe de la douleur , comme , à l'orifice fupérieur de l'Eftomac ; ou quand ce fuc trop acide répandu dans la Cavité de l'Eftomac bleffe fa membrane veloutée ; ou quand raréfiant trop les alimens , il diftend ces tuniques ; ou quand leur diftenfion vient d'un amas de pituite , ou par une quantité de férofités.

Nous avons veu auffi que les maux d'Eftomac viennent ; par l'épanchement des férofités entre les membranes de ce vifcère ; Par le fang qui s'y extravafe ; Par les levains de la fièvre qui s'y forment ; Par l'inflammation de fes tuniques ; & par l'excoriation de l'intérieure.

Nous y ajouterons les maux d'Eftomac qui viennent , ou femblent venir des parties voifines , comme celui de ce Marchand dont l'Eftomac fe trouva fain , mais le cœur rempli de fang caillé , duquel nous avons parlé.

Les maux d'Estomac viennent aussi
des parties éloignées par le transport de
leurs sérosités, comme on la vû par
la sueur des piés d'un Gentilhomme
Allemand (*a*), laquelle étant arrêtée
lui causoit des maux d'Estomac, qui
ne cessérent qu'en ouvrant les pores
de ces parties : Tel fut le mal d'Estomac, & le vomissement d'un enfant,
qui lui arrivoit toutes les fois qu'on la-
voit un de ses genoux où il avoit une
dartre, avec l'infusion du safran des
métaux : J'en ai aussi vû un Exemple
considérable à Rolles, en l'hôtesse de la
Couronne, dont le cancer de l'un de
ses seins s'étant ouvert, les Artéres
rongées répandirent tant de sang que
j'y fis apliquer un astringent, qui l'arrêta ; mais quelques minutes après,
elle sentit de si grands maux d'Estomac, que je fus obligé de lui donner
le narcotique qui ayant calmé sa douleur, elle en aperçût une autre sur *l'os
sacrum*, qu'on dissipa par des fomentations.

Les vents, comme nous avons dit,
causent de grands maux d'Estomac,
en distendant ses membranes. Les causes des vents sont fort différentes.

(*a*) Sepulc. Boneti.

Premièrement il est constant qu'il y a de l'air dans tous les alimens ; lequel est très peu perceptible quand il se dévelope peu à peu.

Mais quand cet air se dévelope tout-à-coup, il le fait violemment, de même qu'on le voit à la chaux qui sisle, laquelle bouillonne, quand on y jette de l'eau, & qui fait sauter en l'air les tonneaux où elle est contenuë : au lieu qu'elle se suse à la rosée sant bruit.

Les renvois semblent être produits par un dégagement insensible de l'air, & la plûpart des Coliques d'Estomac, par un sort prompt ; quand la chaleur de l'Estomac agit trop violemment sur la pituïte qu'elle contient.

C'est par cette même raison que les alimens acres, comme l'ail, le porreau, l'oignon, lorsqu'ils sont pris avec des alimens gluans, ou grossiers, excitent des vents. Les Amers les plus forts font le même effet, comme la fleur de *Gentianella minima*.

Il semble que les Esprits animaux produisent quelquefois cet effet ; comme on le voit dans les affections hystériques où ces ouragans sont calmés par un grain d'Opium, & en ceux qu'on ne peut arrêter ; ce qui arrivoit

à la fille du Capitaine dont j'ai parl
de laquelle le paroxyſme duroit tr
jours & trois nuits.

Les maux d'Eſtomac cauſés par l
vents, ſont calmés premièrement e
nétoyant ſa cavité de la pituite qui
croupit : Ce qu'on peut faire par
décoction du ſenné & de l'Agaric, ave
le gingembre & le coriandre.

En ſecond lieu, par la teinture d
fleurs de Camomille, de racine d'an
gélique, ou de *Zedoaria* : comme aut
ſi par l'écorce de Citron, & de raci
nes d'Aune confites : pour faire coule
la pituite qui reſte.

Quand l'Eſtomac eſt trop chaud
on doit rafraichir le ſang par des Ali
mens doux, par des émulſions, &
par les Eaux ferrugineuſes.

Lorſque le Diſſolvant de l'Eſtomac
eſt trop fort, il faut l'afoiblir par le
poudres d'hematite, de fer, & par l'y
voire rapé, & pulveriſé.

Enfin il faut s'abſtenir des Alimens
viſqueux ; comme des Extrémités d'a
nimaux, de la Morue ; de ceux qui
ſont groſſiers, comme des pois, des
fèves, des haricots &c., & de la bon
ne nourriture priſe en trop grande
quantité.

Les maux d'Estomac viennent très-souvent des Spasmes de ses membranes, comme nous l'avons dit, quand les Esprits Animaux s'y portent trop violemment, lesquels ne cessent point que par le Narcotique, ou par leur transport sur d'autres parties. Aussi il n'est pas rare en ces lieux de voir des maux de tète leur succèder, Et ces derniers cesser tout-à-coup & produire la Colique : J'ai vû un Marchand de cette Ville, qui étoit attaqué de grands maux d'Estomac lesquels ne cessoient que par le délire : & une jeune Dame, par une mélancolie affreuse. Nous voyons aussi les maux de dents & d'estomac se succèder à l'alternative.

Outre le *Narcotique*, on est souvént obligé de recourir aux *Bains*, & à la *Saignée*.

Ce qu'il y a de plus étonnant, c'est que l'Estomac perd quelquefois toute sa sensibilité ; son mal ne paroissant qu'en des parties où il na que des rélations éloignées : Comme fut la maladie d'un Archévèque de Brème, qu'on croyoit mourir de Phtysie à cause de la Toux qui l'acompagna jusqu'à sa fin, en qui le Poulmon se trouva

dans un état naturel , mais son Estomac pourri : Et le Gentil - homme
dont j'ai parlé qui mourut se plaignar
d'une douleur vive au côté , dor
l'Estomac étoit cangrené. Un des premiers signes de l'Hydropisie de poitrine est la douleur & la pesanteur d
l'Estomac , quoiqu'il fasse bien sa fonction : Au sujet de l'eau épanchée su
le Diaphragme , un Médecin digne d
foi m'a raporté qu'un homme s'étan
plaint pendant deux ans d'un gran
mal d'Estomac mourut dans ces douleurs : l'Estomac étant ouvert , parû
sain ; mais on vit une petite vessi
au centre du *Diaphragme* qui étoit remplie d'eau.

Les maux d'Estomac arrivent quelquefois en voulant les éviter ; comme
je l'ai vû en un Assesseur de ce lieu
qui prenoit trop souvent de la Rhubarbe pour fortifier cette partie , &
s'exempter des crudités auxquelles i
étoit exposé. L'action trop réitérée
de ce remède ouvrit assés les glandes
stomachales , pour filtrer des sérosités
piquantes ; lesquelles rendirent son Estomac si sensible , qu'il fut obligé de
s'abstenir long-temps de ce Purgatif ,
& des autres.

Quand le sang est fort dissous les petits purgatifs déterminent les sérosités du sang sur les membranes de l'Estomac, comme je l'ai vû en un Seigneur Baillif d'ici (a), qui prenoit tous les matins de la manne pour les vuider : cette évacuation n'étant pas proportionnée à l'abondance des humeurs qui regorgeoient dans ses veines, elles se déposèrent si abondamment sur les membranes de l'Estomac, & des parties voisines, qu'il suffoquoit : la saignée n'étant plus praticable à cause de sa grosseur & de sa foiblesse, il fallut recourir aux vésicatoires, & puis aux bains soufrés, pour faire revenir de cet état.

CHAPITRE XI.

De la dépression du cartilage Xyphoïde.

L'Estomac est encore sujet à une maladie, que les Anciens n'ont pas connue ; quoi-qu'elle ait dû causer la mort à une infinité d'Enfans & travailler bien des personnes avant qu'elles soient tombées dans le *marasme*.

Zacutus, qui la remarquée le prémier, la décrit par une foiblesse d'Estomac,

(a) Mr. de W.

tomac , des naufées , des vomiffemen[s]
du dégoût & des renvois.

Il croit que ces accidens viennent [de]
la compreffion de l'orifice fupérie[ur]
par la courbure du cartilage Xypho[i]-
de ; laquelle il dit lui arriver par u[ne]
pituïte fuperflue. *Thomas à Veiga* [est]
dans cette penfée ; mais *Dulaurent* [&]
Colombus , & prefque tous les autr[es]
Anatomiftes font d'un fentiment oppo[-]
fé , difant , que l'orifice de l'Eftoma[c]
en eft trop éloigné : Quoi - que C[a]-
chronchius ait tâché de prouver le con[-]
traire , ce fentiment à fi fort préval[u]
que les Médecins de nos jours ne fon[t]
prefque plus d'attention à cette Mala[-]
die ; n'y ayant ici que quelques Fem[-]
mes qui s'employent à fa guérifon.

Comme elles n'ont pas affés de lu[-]
mières pour bien difcerner cette mala[-]
die de celles qui lui reffemblent , elle[s]
fe trompent fort fouvent ; croyan[t]
que tous les vomiffemens viennent d[e]
cette caufe : mais nonobftant ce dé[-]
faut , qui eft préjudiciable à plufieur[s]
Malades , il eft vrai qu'elles guériffen[t]
bien des perfonnes aux quelles nos re[-]
mèdes ont été inutiles ; Comme j[e]
l'ai vû en un Seigneur Baillif , que j[e]
traitois ; Cette même femme déliv[ra]

...ne Demoiselle d'une des plus Illuſ-
...res familles de Berne d'une ſemblable
...maladie , qui la travailloit depuis plu-
...ſieurs années , & l'avoit réduite à la
...Phtyſie. *

Ces Cures m'ayant occaſionné à re-
chercher la cauſe de cette Maladie ;
...'ai remarqué que de tous les âges , les
...Enfans y étoient les plus ſujets.

2. Que cette Maladie devient plus
...rare à proportion qu'on s'éloigne de
...cet âge ; laquelle ne paroît qu'après
...de grands efforts aux perſonnes âgées.

3. Que les conſtitutions molles ,
comme celles des Femmes , des Hom-
...mes pituïteux , & de ceux dont le ſang
...eſt diſſout , y ſont plus ſujets que les
...autres.

4. Que ce dérangement arrive prin-
...cipalement après s'être renverſé : Que
...les cahots des chariots , des Chaiſes
...roulantes & des Caroſſes le procurent ,
...& qu'il arrive par les grands vomiſſe-
...mens.

J'ai deplus remarqué que pluſieurs
...perſonnes qui étoient attaquées de ce
...mal , n'avoient point ce cartilage en-
...foncé.

2. Qu'en d'autres ce cartilage étoit ſi
...petit , que ſa courbure ne pouvoit at-

teindre l'orifice supérieur de l'Estomac.

3. Un jeune Chirurgien bien constitué , s'étant batu contre trois de ses
Camarades , vint me consulter au sujet
de cétte maladie , en qui je ne trouvai
point ce cartilage , quoi qu'il ne fut
pas replet.

Par ces remarques on voit , premiérement , que le cartilage *Xyphoïde* n'a
point contribué aux accidens de cette
maladie.

2. Qu'elle doit venir de *l'expansion*
des fausses côtes , qui se redressant ,
distendent la Pleure & le Péritoine ,
lesquelles s'unissent à la tunique externe de l'Estomac , & de cette maniére
causent une tension à son orifice , qui
est d'une grande sensibilité , à cause des
nerfs stomachiques qui s'y insèrent.

L'Æther portant tous les corps cour-
bes qui ont un ressort à se dresser , les
muscles & les membranes qui entre-
tiennent la convexité des fausses côtes ,
ayant, par les efforts, perdu leur ressort,
ces côtes s'élargissent toûjours , & distendent continuellement la *pleure* & le
péritoine , qui couvrent par dessous & par
dessus le *Diaphragme* ; ainsi ces membranes causent une divulsion sans relâche

...che à la tunique externe de l'orifice
...périeur. Cette tension déterminant
...lus abondamment les Esprits animaux
...ar cette partie, il s'ensuit : 1. Une dou-
...eur continuelle au creux de l'Estomac.

2. Son gonflement par le spasme de
...tunique externe de ce viscère.

3. L'union de cette tunique à la muf-
...culeuse fait que le spasme s'y commu-
...ique, & par la même raison de la muf-
...culeuse à la nerveuse.

...De ce spasme procéde : 1. Les naufées
...quand l'Estomac est vuide, & les vo-
...missemens quand il est plein.

2. Ce spasme s'étend aux intestins,
...comme il paroit par leur endoloriffe-
...ment, par la diarrhée, & le tenesme.

3. Ce spasme se communique auffi
...au gosier, qui se remplit de glaires
...groffières, qu'il faut souvent expec-
...torer.

4. Cette distension se communique au
...Diaphragme, comme il paroit par la
...respiration, qui est alors fort courte.

Ces accidens sont plus ou moins
...grands, selon le plus ou le moins du
...redreffement des fauffes-côtes, & se-
...lon le plus ou le moins de réfistance
...des fibres, des muscles & des mem-

brannes, qui les rendent convexes.

Après avoir marqué les Obſervations que j'ai faites ſur les autres, je ne dois pas oublier celles que je viens de faire ſur moi même.

Il y a un an que je levai une pierre avec peine, cet effort fut ſuivi d'une douleur légére en la poitrine. Peu de jours après une branche, qui tomboit d'un arbre, m'ayant obligé de me renverſer, ma douleur ſe rénouvella, laquelle fut augmentée par les ſecouſſes d'un cheval que j'avois été obligé de monter. Etant ſujet à un mal d'Eſtomac, par le dépôt des ſéroſités, qui ſe fait de tems en tems ſur les glandes ſupérieures de ſon entrée, je crus que le gonflement & la douleur que je reſſentois dans cet endroit & les environs, en provenoient ; mais les moyens que j'employai pour faire ceſſer cet écoulement n'ayant produit aucun bien, & le mal augmentant, je refléchis ſur ce qui m'étoit arrivé, qui me fit croire que je pouvois avoir l'*Eſtomac ouvert*, comme on l'apelle ici.

Je fus confirmé dans ce ſentiment.

1. Par un gonflement de tout l'Eſtomac.

2. Pa

2. Par un mal-aise bien sensible, qui étoit continuel.

3. Par une espèce de chaleur, qui arrive lorsque les esprits animaux n'ont pas leurs cours libre : Je la distinguois de celle que l'inflammation ou l'intempérie de ces membrannes cause ; en ce que je n'avois pas soif, & en ce que de tems en tems elle me causoit une grande angoisse.

4. Par un mouvement spasmodique, qui commençoit à l'orifice supérieur, & descendoit à la manière d'un poisson qui se meut.

5. Parce que ce mouvement spasmodique, revenant tous les jours, étoit à mon reveil plus violent, & même plus douloureux que dans les autres tems (les Esprits animaux, qui pendant le sommeil s'étoient multipliez dans les reservoirs du cerveau, arrivant alors dans ces nerfs en plus grande quantité) : C'est par cette raison que dans les affections de rate & de matrice, quand on a pris de l'Opium, les douleurs sont plus vives & plus grandes ; pendant une demie heure, & plus, quand son opération a cessé.

6. , Ma

6. Ma respiration étoit courte, j'étois foible, j'avois du dégout, des nausées à mon reveil, & même le vomissement ; quoique mon Estomac fût vuide, je ne pouvois prendre que peu de nouriture, & rien de solide.

Pour continuer l'*ætiologie* de cette maladie, je dirai que ma foiblesse venoit du déréglement des esprits qui n'alloient qu'imparfaitement en droite ligne, à cause de la distension du péristoine, laquelle cessant les forces revinrent dabord.

Le dégoût venoit de la même cause, qui ne permettoit pas aux acides d'entrer dans les glandes de la tunique veloutée : Aussi le lait que les enfans rejettent, lorsqu'ils sont attaquez de ce mal, n'est point caillé, quoiqu'ils le succent avec avidité pour remédier à l'épuisement où ils se trouvent.

Les nausées, le vomissement, & la pituite épaisse du gosier, viennent aussi du mouvement irrégulier des Esprits dans la membranne intérieure de l'Oesophage, & de l'Estomac.

A l'égard du *Prognostic*, cette maladie est mortelle aux enfans, s'ils ne sont bien-tôt secourus ; sur-tout quand l'extention des fausses-côtes a été grande.

Les autres personnes après avoir beaucoup souffert tombent auſſi dans le
deſſéchement, tous les remèdes étant
inutiles.

Pour la cure de cette maladies *Zacutus* conſeille l'aplication réïterée des
eſſelles frottées de poix, qu'on aplique & qu'on reléve. *Bartholin* conſeille l'uſage des cataplâmes dans le même deſſein, à un Marchand, qui ayant
fait un très grand nombre de remèdes
pour s'en délivrer, étoit dans le *maraſ-
me*; à d'autres des ventouſes pour
élever le cartilage & diſſiper cette viſcoſité. Nos femmes ont ſoin de relever
premièrement le cartilage par le doigt
indice, qu'elles inſinuent deſſous, quoiqu'il ne ſoit point enfoncé, puis elles
preſſent les fauſſes-côtes; alors ayant
apliqué un emplâtre ſur le creux de
l'Eſtomac & ſur l'épine du dos de la partie opoſée, elles ſerrent bien les fauſſes-
côtes, & aſſujettiſſent les emplâtres par
un bandage.

Je fais auſſi comprimer les fauſſes-côtes, les faiſant ramener avec la paume
de la main du derrière en devant; je
fais apliquer une compreſſe ſur les fauſſes-côtes, aux extrémités les plus éle-

G c 3

vées,

vées de chaque côté ; puis avec une
ligature large & forte, dont je fais mettre le milieu sur les vertèbres, on tire
les deux chefs en devant, on retourne
par derriére, & on les fait revenir en
devant, les ayant bien assûrez, on
garde cette ligature pendant quinze à
vingt jours.

L'emplâtre qu'on aplique sur vertèbres me paroit inutile, celui qu'on
met en devant fortifiant les muscles &
les membrannes, tient les fausses côtes
dans leur convexité naturelle.

Les compresses servent à empécher
la ligature de presser le creux de l'Estomac, lequel est fort douloureux, comme je l'ai expérimenté.

Ce bandage est si utile qu'il soulage
dans le moment, & qu'il guérit les enfans du jour au lendemain. Il fait encore ce bien, qu'il corrige la mauvaise ma-
niere de ces Auteurs, qui pour redresser
ce cartilage font renverser le personnes,
comme le célébre *Borrichius*.

Aux personnes dont les chairs sont
molles & le sang rempli de sérosités,
on peut pour prévenir la récheute
conserver plus long-tems le bandage,
& se servir d'un emplâtre astringent,
qui couvre des deux côtés les fausses-cô-

es ; comme est celui *de Pelle arietina*, ou de la Comtesse.

La compression de ce cartilage cause des maux d'Estomac à ceux qui écrivent beaucoup sur une table basse.

Il arrive des maux d'Estomac par le chirre du Pancréas ; comme *Carolus Piso* en raporte deux exemples : Ces malades souffroient beaucoup durant deux ou trois heures après le repas, dont l'un, qui étoit Chanoine, en mourut : J'ai vû à Rolles la femme d'un Gentilhomme, qui avoit ces accidens, & qui aussi en mourut pour en avoir connu la cause trop tard.

CHAPITRE XII.

Des Maux de l'Estomac par raport à ses nerfs.

L'Estomac devant être dans un mouvement continuel, il a reçû des nerfs de la huitième & de la neuvième paire, qu'il est nécessaire encore de décrire, au sujet des choses que nous devons dire. Il y vient deux rameaux de la huitième paire, qui se divisent chacun en deux, les inferieurs s'aprochant s'unissent en un tronc, qui

pas,

paffant en la partie interne de fon entrée, s'insère dans le fond de l'Eftoma[c]
les deux externes fe joignant s'infinuer
en la partie interne de fon orifice, [&]
en ocupent la partie fupérieure, le[s]
rameaux de ces deux brâches compo[-]
fant un laffis en l'orifice fupérieur.

Le nerf intercoftal, qui fait la neu[-]
viéme paire, envoye plufieurs de fe[s]
rameaux au fond de l'Eftomac pa[r]
les laffis renal, hépatique & mezente[-]
rique. Ayant vû leur action fur l'Efto[-]
mac, nous n'en parlerons pas ici.

La communication des rameaux fu[-]
périeurs & inférieurs ftomachiques, qu[i]
fe féparent après s'être joints, marque[nt]
le foin particulier que l'Auteur de nô[-]
tre être à pris de cette partie, qui devoit fournir la nouriture à toutes le[s]
autres, lefquelles en auroient manqué[e]
quand la paralyfie d'un côté feroit fur-
venuë. La quantité des nerfs de ce vif[-]
cère, qui n'a que peu de mouvement[s]
pour fa fonction ordinaire ; n'eft pas
moins fingulière ; ce qui indique que
outre le mouvement periftaltique, elle[s]
devoit avoir beaucoup de fenfibilité
pour n'admettre que les alimens qui
lui convenoient, & qu'il fe devoit faire un écoulement de fes fibres, qui fe-

soit néceffaire à la digeftion, puifqu'il ne fe trouve point dans cette cavité de vaiffeaux lymphatique, comme ailleurs, pour recevoir les Efprits animaux.

Non feulement il paroit qu'il y a une grande fenfibilité dans l'Eftomac, comme on le voit par les renvois & les foulévemens de cette partie à l'ouïe ou à la vûe d'un objet qui lui déplait ; mais encore il communique très promptement à d'autres parties les impreffions qui lui font faites, car ayant reçû certains alimens, ils caufent des maux de tête fans en produire même à l'Eftomac : J'ai connu des Dames qui ne fentoient pas leur Eftomac embarraffé après le repas, lefquelles avoient des maux de tête jufqu'à ce que la digeftion fût faite. La femme d'un Capitaine (a) d'une Ville voifine, après chaque repas pendant trois à quatre heures fentoit un gros poids au frond, entre les yeux ; & à la paupière gauche, un mouvement fpafmodique : Et en un de nos Confeillers (b) la moitié du nez, & la joue de ce côté fûoient durant deux à trois heures, même

C c 5

après

(a) Mlle. Ch. (b) Mr. B.

après les repas les plus légers. J'ai v
aussi les liquides faire quelquefois im
pression au cerveau sans incommode
l'Estomac. Je conseillai les bouillons d
vipères à une Dame Baillive de Beau
mont (c), qui, immédiatement apr
les avoir avallés, apercevoit une fume
qui montoit à la tête à la manière d'u
éclair.

Ce consentement de l'Estomac ave
les parties hautes est plus sensibl
quand les alimens le picotent, com
me on le verra par cette observation
Un jeune homme de ce lieu (d) man
geoit beaucoup à son ordinaire, a
dessert il s'amusa si bien à briser &
succer des pattes d'écrevisses, qu'il e
fut incommodé pendant la nuit, l
lendemain je fus apellé pour le voir
à l'ocasion d'une hémorrhagie, à la
quelle il étoit souvent exposé ; le
remèdes qu'il avoit pris auparavan
avec succès ne lui servoient point
il devint pâle, & foible. Ayant per
du plus de six livres de sang, je n
sçavois quel parti prendre, lorsqu'i
me dit qu'il apercevoit quelque pi
quûre dans l'Estomac, je lui deman
dai ce qu'il avoit mangé à souper, i

(c) Me. Fisch. Kilk.　(d) Mr. D'a. Pr.

...me dit qu'après avoir assés pris de
nouriture, il s'étoit long-tems ocu-
pé à un plat d'écrevisses, ce qui m'o-
bligea à lui donner un léger vomitif,
par lequel il rejetta une grande quantité de pieds, & d'écaille d'écrevisses,
& l'hemorrhagie cessa tout à coup.

Quand l'ebranlement des nerfs stomachiques est plus grand, il fait des
impressions plus fortes au cerveau ;
comme il arriva à une femme de qualité demeurant à Perroy (*f*) laquelle fut attaquée d'une fièvre tierce,
dont les accès ne finissoient pas que
les suivans ne commençassent : Le
penultième fut si violent, qu'il causa un battement d'Artère en la partie
superieure du *Bregma*, qui ne dimi-
nua pas quand l'accès s'abaissoit, lequel lui étoit si insuportable, qu'il
faloit l'étourdir par le bruit de plusieurs personnes qui parloient auprès
d'elle : La saignée du pied, quoiqu'a-
bondante n'avoit pû faire rentrer dans
les veines ce sang extravasé : Pour en
prévenir un plus grand épanchement
dans le paroxisme suivant, je lui fis
prendre dans son commencement l'E-

C c 6 méti-

(*f*) M^e. De Bourg.

métique , qui fit beaucoup d'effet
sans la travailler , puisque pendant son
opération elle disoit , voila un bon
remède , quoiqu'elle eût de l'aver-
sion pour l'Emétique ; son action
étant finie , cette Dame rendit deux
verre d'urine laitée , la pulsation de
l'Artère cessa , & sa fièvre finit.

Monsieur le Baron Bondeli pendant
sa Préfecture à Aubonne , y fut saisi
d'une fièvre si violente , qu'elle disten-
dit les veines du cerveau & leurs *sinus* ; les fibres de ces vaisseaux forcés
ne reprenant pas leur ressort dans le
déclin du paroxisme , puisque le mal
de tête & sa pesanteur étoient excessi-
ves , on craignit que le second accès
n'ouvrit quelques capillaires de veines,
comme dans le cas précédent , ou
quelque Artère , comme il étoit arrivé quelques jours auparavant à la mère d'un Collonel (*g*) qui mourut à
Rolles dans un accés de fièvre inter-
mittente , quoique le précédent eût
porté beaucoup moins de sang à la
Tête. Ces considérations m'obligérent
de donner à ce Seigneur Baillif l'Emétique au commencement du retour de
la fièvre , lequel par les douces com-

(*g*) Mr. *Desport.*

preſſions de la *Dure-mère*, cauſées par
les légers vomiſſemens de ce remède,
agit ſi heureuſement qu'il fit couler le
ſang trop preſſé dans ces vaiſſeaux,
qu'il calma le mal de tête, fit ceſſer
ſa grande peſanteur, & emporta la
fièvre; ainſi ce Seigneur à pû encore
être les délices d'un ſecond Bailliage
avec l'égale ſatisfaction de deux Sou-
verains, dont les intérêts ne paroiſſent
pas être toûjours les mêmes, & puis
ſiéger comme il a fait dans la Chambre ſuprême des Apellations de ce
Païs & dans le Sénat.

Ce remède ne dégage pas moins le
cerveau dans l'âge le plus tendre :
Je fus apellé pour voir un enfant, qui
n'ayant que deux ans étoit dans les
convulſions : Je propoſai l'Emétique,
la mère accepta dabord ce parti, j'en
fus ſurpris; on m'en la dit raiſon : C'eſt
que l'année auparavant ſon frére ainé
étant tombé dans le même état, ſon
père, qui étoit un habile Théologien,
penſoit en ſçavoir aſſés pour le tirer
d'affaires, croyant que ſes convulſions
venoient du venin de la vérole, il
lui fit prendre le ſel volatile de vipè-
re, qui le fit mourir dant le moment,
(tant les demi-ſçavans ſont à craindre

quand ils donnent des remèdes inté-
rieurs, surtout quand ils ont beaucoup
d'activité.) Cette Dame consentant
qu'on donnât l'Emétique à ce fils unique, je le proportionnai à ses forces,
il agit sans le fatiguer beaucoup, &
cette évacuation dura trois jours ; mais
par des intervalles assés éloignez, pendant lesquels ce qui sortoit avoit la
même odeur de la verole quand la
supuration se fait, puis il guérit &
se porta bien, jusques à l'âge de quatorze ans, qu'il en fut encore attaqué : On ne lui donna pas l'Emétique
au commencement, qui lui étoit encore plus nécessaire, parce qu'il étoit
né d'un père & d'une mère scorbutiques ; aussi il fut exposé à une grande hemorrhagie par la violence de la
fièvre, puis le baume de son sang
étant consumé, son corps se dessé-
cha, & il fut grillé promptement à la
manière des autres.

Le fils le plus jeune de Mr. de Vil-
lars de Denans étoit entre ses bras,
lors qu'il fut saisi par des convulsions
si violentes qu'il sembloit devoir expirer dans le moment. Etant alors
dans la chambre, je lui fit prendre
l'Emétique qui le purgea pendant trois

jours fans lui caufer de défaillance ;
après lefquels la verole fortit , qui en
couvrit toutes les parties de fon corps,
laquelle fit heureufement fon cours ,
ce qui ne feroit pas arrivé fans cette
grande évacuation. Il n'avoit pas trois
ans.

Une fille pauvre , âgée de vingt ans,
fut attaquée à Aubonne d'une fièvre
continue avec délire , qui avoit duré
huit jours : Je lui fit prendre l'Emétique , qui agit fi bien qu'il fit fortir
la matière qui empêchoit la verole de
fortir , après quoi tout fon corps en
fut couvert & elle guérit.

Ce remède eft auffi merveilleux en
cette maladie dans l'âge le plus avancé. Lorfque les Piedmontois paffoient
ici , un Vieillard de la Vallée de Lu-
zerne étant tombé malade je le vis ;
il avoit de la fièvre & fe plaignoit de
ce que tous fon corps lui fembloit être
percé par des aiguilles ; la faignée n'y
ayant point fait de changement , je
lui demandai s'il avoit eu la verole ,
il me dit que non. La féchereffe de
fon cuir par fon âge & par la conftitution de ces perfonnes , qui étoient
expofées à toutes les injures de l'air ,
me firent croire que ces pointes ne

pouroient percer sa peau ; je pensois
à le mettre dans un bain d'eau tiède
quand le délire survint : Pour prévenir l'inflammation de la dure - mère
par le transport de cette matière au
cerveau je lui fit donner l'Emétique,
qui fit une grande évacuation , par
laquelle les piquûres , la fièvre , le mal
de tête , le délire , cessérent , & il fut
bien-tôt rétabli.

Je fus aussi obligé de faire prendre
ce reméde à une jeune femme de Rolles,
qui étant maigre fut attaquée d'une
enflûre aux piés , aux jambes , & de là
monta aux parties hautes , mais si
promptement qu'elle sembloit être
empoisonnée. Les purgatifs ordinaires
ne l'avoient point arrêtée , elle suffoquoit déja quand je lui fis prendre
l'Emétique, qui la vuida beaucoup , &
le mal s'en alla aussi vite qu'il étoit
venu. Par là on voit que l'Estomac a
une grande communication avec toutes les autres parties , & que cette évacuation est merveilleuse, quand on la
fait avec la précaution de ne donner
pas ce reméde aux personnes qui ont
la poitrine délicate , & à ceux qui ont
trop de plénitude , (qu'il faut faire saigner

...ner quand on a le tems) & aux perſonnes épuiſées.

Si l'ebranlement des nerfs ſtomachiques fait tant d'impreſſion ſur toutes
les parties de nos corps, le cerveau n'en
fait pas moins ſur l'Eſtomac par ces mêmes nerfs , comme il paroît par les
coups de la tête , qui cauſent les vomiſſemens. Les migraines produiſent
ſouvent le même effet , & auſſi les paſ-
ſions violentes , comme il arriva à un
des plus intrépides Généraux du ſiecle
paſſé (a) au commencement du combat. On le voit tous les jours par l'a-
verſion qu'on a pour certains alimens ;
le plus ſingulier que j'aie remarqué , eſt
d'une jeune Dame (b) , qui étant groſſe
& malade , prit à contre-cœur un œuf ,
étant guérie elle eut tant d'averſion
pour les œufs , qu'elle n'en put manger de cinq ans. Son enfant eut la même opoſition , laquelle finit en même
tems que celle de ſa mére.

Le courant trop violent des Eſprits
animaux dans les nerfs ſtomachiques ,
cauſe de grandes douleurs à l'Eſtomac
Premierement lorſqu'il ſe fait ſur le laſſis de cet orifice ; ce qui arrive ſou-

(a) Mr. le Mar. de Gaſſion.
(b) Me. de Burſ.

vent dans les affections hystériques, &
d'une maniére fort vive avec une grande difficulté de respirer. Cette douleur
en d'autres n'est pas si pressante, mais
bien plus longue ; comme je l'ai vû en
un Marchand de ce lieu, qui s'en est
plaint pendant deux ans ; il y a de l'a-
parence que cette grande durée ne pouvoit être imputée qu'à un ferment,
comme il arrive au laffis du mezentère,
lequel par son irritation, oblige les Esprits animaux à s'y porter plus abondamment qu'à l'ordinaire : Deux rai-
fons obligent à le croire; la prémiére
parce que le *Narcotique* n'y faisoit que
fufpendre cette douleur & ne l'empor-
toit pas, comme en d'autres parties en
femblables occafions. La feconde, qu'il
n'y a pas d'aparence que la détermination des Esprits pût se continuer pendant tant de tems, fans changer par la
colère & tant d'accidens, qui furvien-
nent dans le cours de la vie : Ce ferment
paroissoit fur tout par les douleurs ex-
trémes qui arrivoient fubitement, fans
fujet qui les euffent ocafionnées.

Lorfque les Esprits se portent en
trop grande quantité fur toutes les membrannes de l'Estomac, on rejette tout
ce que l'on prend, comme il arrive

dans les affections hystériques. Quand
leur tension n'est pas si grande, les alimens qu'elles reçoivent ne se digérent
bien que lorsque ce spasme a cessé,
comme on le voit par les selles; mais
lorsque ce courant des Esprits est en-
tretenu par l'irritation d'une mauvaise
nouriture, leur séjour y est bien plus
grand: J'ai connu un Médecin (a) qui
ayant bien mangé d'une truite trop
gardée, elle y resta sept jours, sans
qu'aucun reméde lui servit; son retour
paroissant désespéré, on apliqua sur son
Estomac les entrailles d'un mouton, qui
par leur chaleur douce & grasse modera
l'impétuosité des Esprits, & le délivra.

Quand le ferment de l'Estomac
est trop acide, il resserre trop les
pores des fibres de l'Estomac, ce
qui empêche les Esprits animaux d'en
sortir aussi abondamment qu'ils y arrivent, & qui y cause une distension dou-
loureuse; en ce cas l'eau chaude bûe
à l'ordinaire fait un très bon effet; l'eau
trop froide prise en trop grande quantité, resserrant pareillement trop les
pores de ces fibres, produit les grandes
douleurs, & les coliques d'Estomac,
auquel cas les liqueurs spiritueuses con-

(a) Mr. Cr.

viennent pour les déboucher, comme
font l'Eau cordiale, & semblables, lesquelles il ne faut pas continuer.

La nouriture prise en trop grande
quantité, ou la pituite acumulée dans
l'Estomac tire si fort les nerf stomachiques, que le mouvement du cœur en
est arrêté, parce qu'ils sortent du même tronc des Cardiaques, ce qui cause la mort, si l'Estomac ne rejette, comme je l'ai vû ici en un jeune homme
de qualité (a).

Le vomissement qui arrive par les
coups à la tête ou les migraines, se
calme par la saignée & le repos.

Les douleurs de la partie supérieure
de l'Estomac sont souvent apaisées par
des fomentations faites avec la menthe,
la sauge, le romarin, & semblables
herbes, qui ont beaucoup de sels volatils, lesquels ouvrant les pores, faci-
litent la sortie des Esprits animaux qui
sont en trop grande quantité en ce laissis.
L'huile de muscade fait le même effet
sur le creux de l'Estomac, & l'infusion
de camomille & de souchet prise intérieurement, élargissant les pores des fibres de l'Estomac, diminue la plénitude des Esprits qui les distend.

(a) Mr. de Prev.

Soit que la douleur de cette partie vienne du reflux des Esprits, ou de leur raréfaction, & de leur trop grand mouvement, on est obligé de recourir à la saignée pour afoiblir leur courant, ce qui n'arrive quelquefois qu'à la seconde ou troisiéme saignée; comme je l'ai vû en une Dame de ce lieu (*b*) qui depuis cinq jours en étoit cruellemen tourmentée, nonobstant les remedes qu'elle prenoit continuellement pour les calmer. La prémiére saignée fit augmenter le mal; la seconde la modera, & la troisiéme l'emporta. Quand on connoit bien la maladie, le mauvais succès ne doit pas arrèter.

Quand la fougue des Esprits est causée par un levain qui réside dans les fibres de ce laffis ou des membrannes de l'Estomac, on est souvent obligé de recourir au *Narcotique*, & même de la réitérer quand la prémiére dose n'est pas suffisante : Ce qu'on ne doit pas faire coup sur coup, quand la prémiére prise a été forte, laquelle n'est à l'ordinaire que d'un à deux grains d'extrait d'Opium : On ne redonne ce remède qu'une ou deux heures après, pour lui donner le tems de pénétrer; ce qui

(*b*) Me. Marq.

n'arrive quelquefois que vingt-quatre
heures après ; aussi il n'est pas nécessaire de le réitérer quand il n'a pas d'abord entiérement fait cesser la douleur.

Il est encore bon de donner ce remède avec la Thériaque, ou les confections d'alkerme & d'hyacinte, & de le dissoudre dans l'eau de Chardon bénit, d'Armoise, de Melisse, ou de Camomille, pour prévenir les gonflemens de l'Estomac, & sur tout de sa partie supérieure, quand on est contraint de le donner tous les soirs.

Le bain tiéde remédie souvent à cette tension, & même à celle de tout le genre nerveux ; comme je l'ai vû en quelques ocasions, & par les bains souffrés.

Pout détruire ce ferment on doit dans l'intervale des paroxysmes se servir des alkalis fixes, sur tout des métalliques, pour absorber les acides, qui excèdent dans la masse du sang ; & même par fois des Mercuriales, comme sont le Cinnabre naturel, l'Aigle blanche sublimée huit ou dix fois, pour détruire leur foyer. Ces remédes doivent être donnés avec des purgatifs

TROI

TROISIEME PARTIE

SECTION TROISIEME.

Des Causes qui nuisent au Chyle dans les Intestins.

CHAPITRE PREMIER.

LE Chyle s'étant formé dans l'Estomac par la digestion des alimens, est séparé dans les intestins des parties grossiéres qui l'environnoient.

Le Chyle au sortir de l'Estomac entre dans les intestins, où il est poussé par le mouvement successif de leurs fibres spirales, dont les contractions sont augmentées par les piquûres du suc bilieux.

Ce mouvement est encore facilité par le suc gluant qui sort des glandes, lesquelles tapissent toute la superficie de leur cavité.

Quand ce suc est trop abondant il couvre les filets de la tunique veloutée, ce qui fait que le Chyme glisse trop promptement, & qu'il n'est pas

exprimé, comme il arrive dans la Lienterie.

Quand ce suc s'épaissit trop, il bouche les orifices des veines lactées : J'en
ai vû souvent des bandes sortir par le
bas à des personnes fort exténuées, & en
un Pleurétique considérable de ce lieu,
un tuyau formé de ce suc de la longueur d'un pié, lequel nous parut venir de la partie inférieure du Colon.
Lipsius au raport d'*Hornius* en rendit un
si long, qu'il crut tous ses intestins dehors, la sortie de cette pituite l'ayant
guéri d'une longue maladie.

Ce suc se forme quelquefois en pelotons, qui causent de cruelles Coliques, principalement quand par leur
séjour ils enflamment & ulcerent les
intestins ; comme je l'ai vû en une
Dame fort âgée de Fribourg (*a*), dont
la famille occupe les prémieres charges
de l'Etat. Cette vertueuse Dame avoit
une Colique depuis plusieurs jours, qui
ne lui donnoit aucun relâche ; son
ventre ne lui servoit point, & de tems
en tems elle rejettoit le peu qu'elle
prenoit. Ayant reconnu que c'étoit des
pelotons de pituite qui lui causoient

ces

(*a*) Me. la Bourgm. Fegeli.

ces accidens, & non le *Miserere*, je lui donnai le Narcotique pour calmer ce spasme, & avant qu'il eut fini son opération je lui fis prendre un purgatif proportionné à ses forces, qui étoient petites, lequel lui en fit rendre plusieurs pelotons verds fort durs, & d'autres en parties pourris, qui avoient donné lieu à la mauvaise haleine qu'elle avoit. Les détersifs cicatrisèrent l'excoriation que ces matières avoient causée, laquelle se fit sentir quelques jours par des douleurs cuisantes ; ainsi cette sage Dame fut encore quelques tems le sujet de l'amour & de la vénération d'une nombreuse famille, qui est d'un mérite très distingué.

Les Praticiens ont remarqué que la pituïte verte a toûjours causé de violentes & longues Coliques, parce qu'elle est imprégnée des acides du pancréas, qui étant *styptiques* séjournent dans les intestins, ce qui rend leur impression plus forte.

Les glandes des intestins rendent quelquefois un suc presque tout sereux, comme on le voit dans les Cachexies, & dans le dernier période des Phtisiques, au sujet de quoi je raporterai cet exemple

Je fus apellé à Gimel pour le fils du
Juge du lieu (*a*) qui depuis deux ans
avoit une diarrhée sans douleur & sans
fièvre, il trouvoit bon ce qu'il mangeoit, il le gardoit pendant cinq à six
heures, après lesquelles son ventre le
servoit à toutes les heures, ne rendant
qu'une eau blanche. Ce malade n'ayant
pas pris les remédes fortifians & aftringens qu'on lui propofoit, il tomba dans
le *Marafme*, & mourut peu de tems
après.

Cet exemple eft plus particulier : Un
des principaux d'Yverdon (*b*) qui étoit
bien conftitué, fut attaqué d'un dévoyement fans douleur, quoiqu'il eut un
grand appetit, & que la nourriture ne
lui caufât aucuns gonflemens ; cependant fes déjections étoient blanches,
fans odeur, reffemblant à de la farine
diffoute avec du lait ; ce que je penfois
être produit par l'action du fuc pancrea-
tique trop fort fur la bile, (ainfi le vinaigre tombant fur le fouffre diffous par
des fels lixivieux, devient blanc comme
du lait,) mais de trois en trois, ou en
quatre jours elles étoient noires comme de l'encre, ce que je croyois pro-

(*a*) Mr. Meffeazr.
(*b*) Mr. Anfel Seigr. de Cheyres.

venir d'une partie du suc pancréatique qui s'y mêloit alors, lequel ayant été retenu étoit devenu plus fort, & faisoit la même impression que l'esprit de vitriol sur le souffre : Nonobstant ce grand dévoyement, ses chairs se soutinrent pendant quelques mois, après lesquels la fièvre & l'enflûre des extrémités étant survenues, je le fis mettre au bain, quoiqu'au mois de Janvier, pour surmonter l'intempérie des entrailles, que je soupçonnois causer ce flux, lequel fit ce que le Mars, la Rhubarbe, les Mirabolans, les Alkalis & les astringens n'avoient pû. Je fus obligé de prendre ce parti, parce que sa maladie commença aussi tôt qu'il fut entré dans la maison qu'il avoit fait bâtir, dont les murailles n'étoient pas assez séches, & au sujet de ce que son Médecin, avant mon arrivée, lui avoit fait tirer du sang, dont la couleur en sortant étoit rouge, mais lorsqu'il fut refroidi, il parut blanc & tout dissout : Ces deux considérations me firent croire que son sang étoit chargé du sel caustique de la chaux, & qu'il causoit tous ses dérangemens.

Quand le sang est fort dissous ses sé-

rosités

roſités paſſent par les glandes des inteſtins, ſans qu'il ſoit néceſſaire de les irriter. J'ai fait prendre un purgatif com-
poſé avec la Rhubarbe & le Senné à
une perſonne conſidérable de ce lieu
(*a*) qui étoit grand & gras, pour une
cruelle ſciatique qui fut ſuivi d'une
évacuation prodigieuſe, ſans douleur &
ſans foibleſſe : J'ai vû ſouvent dans le
Rhumatiſme, que les perſonnes qui ont
bien de la plénitude, ont de grands
flux après de legers purgatifs, ces ſéroſités ſortant d'elles mêmes ſi-tôt qu'on
leur a ouvert la porte.

Il eſt bon quelquefois de laiſſer écou-
ler cette ſéroſité pendant quelque tems,
comme je l'ai vû en un Marchand de
ce lieu (*b*), qui m'ayant conſulté à
l'occaſion du dégout qu'il avoit, je lui
preſcrivis un purgatif doux qui le vuida cinq ou ſix fois; le flux ayant ſuivi
pendant ſept à huit jours, il voulut
l'arrêter quoiqu'il ne l'incommodât pas:
un Batelier lui ayant conſeillé de mettre ſur le bas ventre un cataplâme,
fait avec le Bol diſſous dans le vinaigre,
il arrêta véritablement cette diarrhée;
mais peu de jours après le malade prit
la dyſſenterie, dont il mourut.

(*a*) Mr. May.   (*b*) Mr Fillet, Père.

Que si on veut l'arrêter, il ne faut employer que de legers astringens, pour ne pas tomber dans l'inconvénient dont parle *Fernel*, qui arriva à une jeune fille, laquelle pour se délivrer de sa diarrhée employa de forts astringens, qui ayant arrêté cette sérosité acre, elle rongea l'intestin, comme il parut par l'ouverture de son corps, encore faut-il de tems en tems la vuider par des teintures de Rhubarbe, de Tamarins & de Mirabolans.

On est heureux quand on peut donner à cette sérosité une détermination oposée, comme il arriva à Mr. Meynadier Marchand de Genève, qui fut attaqué à Rolles d'une violente péripneumonie, accompagnée de flux & de frénesie : Son Médecin qui étoit habile, l'avoit fait saigner plusieurs fois avant que l'abandonner, & lui avoit donné tous les secours qu'on employe en cette occasion : Je le trouvai dans un si grand épuisement, que n'ayant pû tenter aucune évacuation, je fus reduit à lui faire prendre tous les jours une Emulsion faite avec les Cloportes, le syrop d'écorce de Citron, & l'eau d'orge ; le soir la même potion précédée

d'un

d'un bolus fait avec un scrupule de
Thériaque & un grain d'Opium ; ce
qui portant les férofités acres du fang,
non feulement dans la veffie, mais auffi
aux glandes milliaires, elles groffirent
fi fort qu'elles rendirent toute fa peau
inégale, fes glandes ayant la groffeur
des grains de chanvre : Ainfi l'inflammation du poûmon, l'intempérie du
cerveau, le flux cefférent & il fe rétablit.

Quand le flux vient non feulement
de la diffolution du fang, mais auffi
de la petite quantité des Efprits animaux, qui ne peut pas refferrer les
glandes des inteftins, comme dans le
dernier période de la Phtifie, & dans
les diarrhées qui arrivent à la fin de la
petite verole, alors les aftringens, comme font les gelées de Coins, le Chynorrhodon, le Verjus confit conviennent, fut tout quand ils font mêlés
avec la noix mufcade confite, ou l'é-
corce molle de Citron confit.

La Tormentille, la Biftorte, l'Angelique & l'Imperatoire, mifes en poudre, tamifées & mêlées en parties égales, puis liées avec l'extrait de Genè-
vre, fortifient & refferrent les fibres de
l'Eftomac & des inteftins, en en prenant

nant souvent la grosseur d'une petite noix muscade.

Quand cette pituïte s'arrête dans les glandes de quelque portion des intestins, elle y cause une distension qui produit un spasme douloureux : J'ai vû ici un Avocat de Genève (*a*) qui eut une colique violente avec une rétention d'urine ; il me dit que c'étoit la troisiéme fois que cet accident lui étoit arrivé, & qu'il en avoit été délivré par la sortie de beaucoup de pituite ; je lui fis prendre un lavement pour ce sujet, qui ayant fait exprimer les glandes du *Rectum* & d'une partie du *Colon*, il rendit beaucoup de glaires, la colique cessa, & il put uriner ; ce qui me fit conjecturer que les glandes distenduës du *Rectum* causoient le spasme à la vessie, comme celles du *Colon*, à celle de cet intestin.

Ces sucs pituïteux se déposent quelquefois sur toutes les glandes des intestins si abondamment qu'ils causent par leur distension une cruelle colique, comme je l'ai vû en une fille de Mr. le Banderet Vouchi à Aubonne. Cette jeune Demoiselle ne pouvoit rien ava-

D d 4

ler

(*a*) Mr. Dup.

ler qu'elle ne le rejettât, & ne pouvoit
recevoir aucun lavement. N'apercevant
aucun endroit au ventre plus en douleur qu'un autre, je crus que le gonflement de tout le ventre venoit du
fpafme que les glandes des inteftins
trop remplies produifoit. Pour diminuer cette plénitude qui empêchoit ces
glandes de s'exprimer, je lui fis faire
en vingt-quatre heures trois faignées affez fortes, dont les glaires occupoient
les trois quarts du fang, ce qui fit ceffer
le fpafme avec la douleur, & les glandes ayant repris leur reffort, la pituite
coula dans les inteftins, qu'on eut foin
de rendre plus fluide par les déterfifs &
les amers les plus temperés.

Ce fuc pituïteux s'épaiffit quelquefois
fi fort en ces glandes, qu'il n'en peut
fortir, comme nous l'avons vû ici en
la femme d'un Charpentier, dont tout
le corps avoit beaucoup groffi, les glandes *fans nom* pouffoient fes yeux dehors, fon col étoit large, & fon ventre
élevé, elle ne pouvoit dormir qu'elle
n'eût la tête fort haute pour pouvoir
refpirer, & après fon réveil fon Efprit
étoit troublé pendant quelque tems ;
elle marchoit avec peine, & il s'élevoit
de fon ventre des flammes qui étoient

suivies de la sueur ; elle n'avoit pas de
l'appetit, mais quand le repas étoit re-
tardé elle tomboit dans une grande foiblesse, & après le repas son Estomac
se gonfloit extraordinairement avec de
grandes douleurs ; elle avoit pris des
remédes de tous nos Empyriques, elle
consulta ensuite quelques Médecins,
& enfin elle s'adressa à moi. Je doutai
fort de lui pouvoir faire du bien, cette
pituite me paroissant avoir trop de consistence, car ses chairs étoient fermes
tirant sur le violet, ainsi l'*Anasarque*
n'y avoit point de part, & l'*Ascite* encore moins, puis que le doigt ne lais-
soit point d'impression sur ses jambes
enflées. Ayant vû des effets assez considérables de la *Gentiane* en des occasions aprochantes, je lui en conseillai
une teinture legère pour sa boisson ;
mais pour se tirer de ce misérable état
elle la rendit forte & en prenoit beaucoup : Nonobstant cela elle n'aperçut
de quinze jours aucune action de ce reméde, après lesquels il sortit de l'eau
abondamment par les voyes ordinaires,
& même des coins des yeux, des narines, des oreilles & de la bouche, ce
qui emporta, outre les accidens susdits,

Dd 5

le

le bruit continuel de ses oreilles , ses
vertiges & sa foiblesse. Son appétit revint , & dans la suite elle a pu agir &
s'aquiter de ses fonctions. J'ai vû depuis
peu cette racine produire à peu près
la même fonte de pituite , & un flux
considérable d'urine à un Ecclésiastique,
à qui je l'avois prescrite au sujet du
Polype du cœur , dont il fut délivré.

Il s'amasse quelquefois un limon sur
la tunique veloutée , qui bouche l'o-
rifice des veines lactées. J'ai fait prendre à un Tisseran qui étoit hydropique,
la décoction de *Gratiola* , qui lui fit rendre par le bas beaucoup d'eau avec
environ une livre d'argille ; ayant pris
le même reméde quelques jours après ,
il en fit une demi livre. Mr. D'Aples
& moi prescrivimes au fils puiné de
Mr. Steiguer, Seigneur Baillif de Lausanne (lequel n'avoit pas trois ans) un
purgatif qui lui fit rendre deux à trois
cueillerées de terre grasse mêlée d'un
peu de bile , & il fut délivré de la fièvre & des convulsions qui pouvoient
l'emporter , comme son frere l'avoit
été quelques jours auparavant. On pré-
vint le retour de cet accident par une
teinture à froid de Rhubarbe , dont il

se

se servit plusieurs mois, qui le guérit aussi de sa Cachéxie.

Nos eaux charrient une terre blanche, & en assez grande quantité, qui aparamment est trop grossière pour pouvoir entrer dans les veines lactées, puis que les glandes du Mezentère ne se trouvent pas chargées de tuf, & que la gravelle & la pierre sont assez rares dans ce Pais, où le Lac Leman charge les herbes qui croissent près de ses bords, d'un tuf blanc, dont on se sert pour blanchir la vaisselle. On remarque qu'un petit lac que le Rhin forme avant que se rendre au Lac de Constance, fait des concrétions de tuf sur ses bords, quoique les habitans ne soient pas sujets au calcul. † Cependant cela n'arrive pas toûjours : Etant à Flavigny, Ville du

D d 6   Duché

---

† *Olaus Borrichius Bartholino scribens,* narrat se ad Vellensem Urbem horrendum specus ingressum vidisse, aquam puram & insipidam lente distilantem in saxum verti. Rogati anne calculi dolores sentirent vicini, quod rivus mediam illam rupem subtirlabens potum ministrer incolis. Responderunt multominus se affligi calculo quam quamvis aliam Angliæ gentem. *B. cent.* 17.

Duché de Bourgogne près de Ste. Reine, je vis les gens du lieu fort surpris de ce que cette année là, les plus sobres d'entreux devenoient Hydropiques, & que ceux qui beuvoient du vin avec excès n'y étoient pas sujets. Je fus consulté pour en connoitre la cause. Ils avoient grande opinion de la bonté de leurs eaux, parce que leurs fontaines sortoient des rochers; cette raison ne me satisfaisant point, je fis fossoyer dans les lieux où elles tomboient, & j'y découvris un tuf qu'elles charioient. On n'en avoit pas ressenti les inconvéniens aux années précédentes, parce que grands & petits beuvoient du vin, ce lieu étant un Vignoble; mais cette année la grèle l'ayant fracassé, il n'y eut qu'une partie qui en pût boire, lesquels se portérent bien. J'ai vû dans les lieux où il y a de ces eaux, qu'ils sont beaucoup sujets aux Ecrouelles, & c'est avec raison qu'ils y font tremper les racines de *Fenouil* & de *Sceleri* ou d'*Angelique*, mangeant souvent des salades de *Cresson alenois*, celui des fontaines n'y venant pas.

On voit quelquefois dans les intestins qu'une glande se grossit plus que les autres, comme nous avons dit qu'il arrive aux lèvres, dont la membrane qui l'environne s'épaissit si fort, qu'elle ne peut plus rentrer dans sa petitesse. Cette glande étant hors du niveau est poussée par le Chyme, & par les contractions du mouvement péristaltique, jusques à ce que quelcune l'arrache, & ainsi fasse finir cette douleur, qui dure quelquefois deux ou trois ans avant qu'on la voie.

La contraction de ces glandes par les spasmes des intestins empêche la sortie des sucs qu'elles filtrent, que les lavemens anodins dégagent, comme je l'ai dit, mais lesquels aussi calment les coliques les plus violentes. Etant à Lasarra près d'une Dame Baillive (*a*) qui en étoit travaillée jour & nuit, nonobstant les saignées, les bains & le narcotique, elle en fut délivrée par un lavement fait avec une livre d'huile d'olive, qu'elle ne rendit point, excepté un peu par les urines.

Cette cause avec la chaleur des entrailles resserre si fort ces glandes, que les intestins, le foye, la ratte, le Pancréas & les glandes du Mezentère sont reduits à un très petit volume; aussi on aperçoit sans peine les vertè-

(*a*) Me. de watt. Diesb.

bres des lombes ; comme je l'ai vû
dans les maux de ratte & de matrice,
& j'ai été surpris de voir revenir ces
personnes d'un si grand desséchement,
& prendre de l'embompoint par les
bouillons , les bains , les émolliens ,
les adouciffans & les Alkali.

Les glandes sont quelquefois si *petites*
qu'elles ne fourniffent que peu de sérosités , ce qui véritablement n'empêche pas les parties nourricières du Chyme d'entrer dans les veines lactées ,
mais son paffage est plus lent , comme
on le voit dans les affections d'hypo-
chondre, où le ventre est toûjours refferré par le défaut de la pituite qui n'est
pas aifés coulante.

Les parties nourricières n'entrent
qu'en petite quantité dans le sang quand
le chyme est fort acide , parce qu'il
refferre les pores & les orifices des veines
lactées , & en ce que ce suc nourri-
cier est trop groffier, n'y ayant que
fes parties les plus subtiles qui y puiffent entrer ; auffi la plûpart des perfonnes infatiables sont maigres. Quand
on a naturellement cet appétit dévorant , il n'y a presque que le tems
qui l'affoiblit. Quand il vient par accident

cident, les adoucissans, les alkali & les suëurs le changent.

Les ulcères des intestins en se guérissant forment des cicatrices, qui bouchent les orifices des veines lactées. Combien voit-on d'enfans & de grandes personnes, qui avoient de l'embompoint avant la petite verole & la dyssenterie, qu'ils n'ont pû recouvrer après leur guérison?

Benivenius parle d'un homme qui fut travaillé de la dyssenterie pendant quarante jours, lequel étant gueri ne put plus rien retenir : J'ai vû le frére d'un Chanoine qui fut long-tems à l'extrémité par cette maladie, lequel tomba dans la même incommodité : Ce qui leur est pu arriver, comme l'estime *Benivenius*, par l'érosion de la tunique veloutée dans le *Rectum*, car son *sphincter* n'étoit point relaché.

CHAPITRE II.

De l'altération du Chyle par les mauvaises qualités de la bile, & du suc Pancréatique.

L A Bile tombant dans les intestins, les pique, & ainsi augmente son mouvement péristaltique. Elle af-

foiblit auſſi par cette même amertume
la qualité ſtyptique du Chyme & ſa
viſcoſité.

Quand la bile excède par ſa quantité elle produit la Diarrhée.

Quand elle eſt fort piquante, elle
cauſe auſſi le dévoyement, quoique
ſa quantité ne ſoit pas grande ; comme on le voit dans les fièvres malignes.

En ces deux ocaſions les lavemens
faits avec la *Mauve*, les *ſemences* de
Lin & de *Fenu-grec*, les *fleurs* de *bouil-
lon-blanc* & de *Melilot*, conviennent,
ſur tout ſi après on y met l'*huyle de
Lis*, ou le *Lenitif*.

Le purgatif fait avec la teinture de
Rhubarbe, le *Mirabolan* & le *Santal-ci-
trin*, eſt très bon, ſur tout au commencement.

Quand cette bile eſt aſſés acre pour
excorier les inteſtins ils cauſent la
Dyſſenterie.

Pour en arrêter les ſuites, il faut
auſſi-tôt ſaigner, & purger le lendemain avec la Rhubarbe, ou les Mirabolans ; & quand cette maladie eſt
contagieuſe, il faut dabord donner l'E-
métique pour prevenir la gangrène
qui ſe forme dans les inteſtins ; com-

me je l'ai vû par les diſſeſtions qui furent faite ici à l'ocaſion d'une *Dyſſenterie Epidémique*, qui emporta beaucoup de gens, leſquels avoient des taches noires en pluſieurs endroits des inteſtins, & d'autres ayant tout le *Rectum* & le *Colon* gangrenez, comme en une jeune Demoiſelle d'Yverdon (*a*), dont le poulx me parut dès le premier jour, mol & la peau humide, ce qui me fit croire qu'elle ne guériroit pas.

Quand la conſtitution des malades ne permet pas de donner l'Emétique, la décoſtion des *feuilles de Cabaret* ou de *l'hypecacuanha* peut ſervir. On peut donner le lait, les avenats, les hordeats pendant le jour, & tous les ſoirs un petit lavement qui ne diſtende pas les inteſtins, fait avec la décoſtion de tête de mouton, de Mauve & d'Argentine, & puis le Narcotique toutes les nuits, par lequel le malade prend du repos & de la force pour ſuporter l'ecoulement des ſéroſités corroſives, quand ſon aſtion a fini. Méthode qui a été ſalutaire à tous ceux qui s'en ſont ſervis ici en la Contagion qui arriva en 1706.

Au commencement de ce ſiècle ce

(*a*) Mlle. Dut.

Païs fut attaqué d'une fièvre maligne accompagnée de dévoyement, d'ont j'ai parlé au Traité des Vapeurs. Ceux en qui il étoit fréquent en mouroient, nonobstant la bonté du tempéramment, la vigueur de l'âge & les remèdes les mieux choisis. Ce nombre étant fort grand, je crus que pour se défaire de ce malheureux ferment, il faloit le faire sortir tout à la fois, ou à tout le moins la plus grande partie. Pour quel éfet je leur donnai l'Emétique, & le réïterai jusqu'à trois fois, & tous ces malades guérirent. Etant allé au Château de Lassarra, pour voir une jeune Dame, qui étoit la dixième personne de cette maison à qui cette maladie s'étoit communiquée, j'en fus saisi & délivré par ce remède, & même assez tôt pour traiter le mari de cette Dame, qui en fut attaqué puis après.

S'il est nécessaire que le fiel coule continuellement par le Pore biliaire, il ne l'est pas moins que celui de la vessie du fiel se vuide de tems en tems ; comme on le verra par cette observation : Un Marchand de ce lieu (*a*) âgé d'environ quarante ans, se plaignoit

(a) Mr. Fill.

souvent de maux d'Estomac ; dans la
suite ils furent acompagnez d'une sérosité , qu'il rejettoit par les soulévemens de ce viscère , & d'une colique
cruelle , avec des maux de côté &
de reins , qui le travailloit pendant
quelques jours *& testiculi retrahebantur.*
Le dévoiement étoit grand , de couleur tanée , les urines avoient la même couleur , étant troubles , épaisses,
& ne faisant aucun sédiment , la superficie étoit couverte d'une peau ,
comme celle qu'on voit à l'eau de
chaux. Ces attaques revenant de deux,
ou de trois en trois mois , par des accès de fièvre , il y mourut. En l'ouverture de son corps , outre la séparation de la tunique - véloutée de l'Estomac , dont nous avons parlé , nous
trouvâmes la vessie du fiel remplie
d'une bile noirâtre , & son canal des-
seché & converti (comme l'Uraque)
en Tendon ; d'où nous concluons ,
que la vessie du fiel ne se vuidant pas,
il ne se pouvoit pas filtrer suffisamment de bile par les glandes du foye
pour épurer le sang, laquelle s'y ac-
cumulant peu à peu , lorsqu'elle étoit
parvenuë à une certaine quantité la
fièvre paroissoit , qui , distendant les

glandes des reins & des inteſtins, y
faiſoient paſſer ces parties bilieuſes.

Par où l'on voit premièrement,
que le paſſage de la bile cauſoit de
grandes douleurs en ces endroits ſoit
par ſes pointes ou par la groſſeur de
ſes parties.

Secondement, que leur dépôt ſur
ces glandes par la fièvre, qui eſt une
cauſe générale, doit venir de la peſanteur de ce ſuc, qui la déterminoit ſur
les parties baſſes.

On peut remarquer en troiſiéme
lieu, une *ſécrétion* particulière dans les
glandes de l'orifice ſupérieur de l'Eſtomac, qui par le vomiſſement, don-
noient un ſuc aigrelet.

Enfin on peut voir que par la diſtention des Artères on trouve en
certaines parties des ſucs amers, où
il ne devoit y en avoir que de doux,
comme celui que les glandes des inteſtins filtrent.

Nous trouvâmes encore dans le foye,
des glandes, qui ont échapé au mi-
croſcope du célèbre *Malpighi*, leſquelles
ſont très différentes de celles de *Rege-
morter*, qui étoient de la groſſeur d'un
pois, placées ſans ordre, en très grande
* quantité. *Gliſſon.* La conſiſtence, la cou-

eur & la groſſeur de ce viſcère étoient
naturelles ; il n'y avoit ni ſcirrhe, ni
abcès, ni aucune marque d'obſtruc-
tion ; mais il parut trente à quarante globules ovales, de la groſſeur d'un
pois, toutes de la même grandeur &
de la même figure, placées dans ſa
ſubſtance à diſtances égales, elles
étoient remplies d'une matière très
blanche, concrète, ſans odeur, comme ſi c'eût été du Chyle deſſéché.
Quel en peut être l'uſage, c'eſt ce que
je ne puis dire ; cépendant elles en
ont, puiſque Dieu ne fait rien en
vain & que la groſſeur, la ſituation,
& la figure de ces glandes ſont trop
régulières, pour être caſüelles, &
provenir d'un dérangement. C'étoit
peut-être les glandes, dont parle
Mr. *Ruyſchius*, qui étoient remplies
d'une matière blanche, qu'il avoit vû
quelques perſonnes mortes de bleſ-
ſure à la tête.

Le Pancréas de cet homme étoit
flétri, ſes glandes molles, ne faiſant
point de fonctions.

La bile ne coule pas dans les inteſtins quand le foye ſe deſsèche. Ce
que j'ai vû arriver à un Marchand de
Nions,

Nions, qui en mourut. Sa peau étoit jaune comme de l'ocre.

La peau prend quelquefois cette couleur par la seule suspension du cours de la bile, comme je l'ai vû en une Dame de ce lieu (*a*), qui étant sujette aux vapeurs, vouloit savoir ce qu'elle avoit fait le jour précédent, depuis trois jusques à quatre heures, & si violemment que son mari, ses parens & son Pasteur, ne pûrent calmer son Esprit. Etant apellé, mes raisons n'ayant pas plus de succès, je lui donnai le *Narcotique*, qui la fit bien dormir, je la vis à son réveil fort tranquile, ne se souvenant plus de son entêtement ; mais elle étoit jaune comme l'ocre. Sa servante lui ayant dit le changement qui lui étoit arrivé, elle ne le pouvoit croire à cause du bon état où elle étoit, le miroir l'en ayant persuadée elle crut n'en pouvoir revenir, dont elle étoit au désespoir, parce qu'elle étoit belle. Le sel-prunelle avec le Diaphorétique mineral, secondé des Amers & du Bain, l'en délivra au troisième jour ; pendant ce tems ses urines furent abondantes, troubles, d'un vert

(*a*) Ms. Panc.

tirant sur le noir. La femme d'un bourgeois de ce lieu, & celle d'un Châtelain du voisinage ayant pris le même remède pour calmer des spasmes, se trouvèrent le matin si jaunes qu'elles en étoient troublées. Le suc de Cresson, la décoction d'Yvete & de Centaurée les rétablit bien-tôt.

Quand l'acide de la ratte ne se mêle pas avec le sang il est trop gras, & la bile ne se sépare pas bien. On a vû mourir des Istériques, au soye desquels on n'a remarqué aucun défaut, dont la ratte étoit scirrheuse. J'ai vû un Conseiller de Rolles (b) qui après plusieurs années en mourut, dont la ratte étoit charnue, pesant jusques à quatre livres. J'ai vû une autre personne dont le soye & la ratte étoient charnuës.

Comme il y a des personnes qui ont la bouche, le gosier, & l'Estomac plus petit que les autres, il se peut faire que le canal de la vesicule du fiel soit aussi plus étroit aux uns qu'aux autres, & que pour peu que le fiel soit épaissi il ne puisse pas couler dans les intestins. J'ai soupçonné cette disposition en un de nos Conseillers (c),

(b) Mr. Val. (c) Mr. Mand.

dont le ventre devenoit pareſſeux à
proportion qu'il prenoit de l'embompoint , puis ſon foye groſſiſſoit , s'é-
chauffoit , & on n'en pouvoit toucher les parties voiſines ſans le faire
ſouffrir : Pendant ce tems il s'élevoit
de la région du foye des flammes qui
montoient à la tête avec la viteſſe
d'un éclair , leſquelles lui cauſóient une
hémorrhagie ſi grande , qu'elle le jet-
toit dans la défaillance.　J'ai vû une
fille de qualité , qui ſe portoit toûjours bien quand elle étoit maigre ,
mais ſi-tôt qu'elle étoit devenue re-
plette ſon ventre ne lui ſervoit plus,
elle jauniſſoit , l'inſomnie , les douleurs errantes , le degoût & l'inquiétude, la travailloient , juſques à ce que
cet embompoint fut diminué , & qu'on
eût vuidé par des purgatifs violens
cette bile retenuë.

Cet exemple paroit encore mieux
confirmer ce ſentiment : La fille d'un
habile Avocat étoit fort raiſonnable
quand elle étoit maigre ; mais à proportion qu'elle groſſiſſoit , ſon ventre
ſe reſſerroit , elle étoit inquiéte , elle
perdoit le ſommeil , l'apetit , & elle
devenoit fole ; la raiſon ne revenant
qu'a-

qu'après avoir perdu toutes ses chairs.

Un Chirurgien sexagenaire est tombé dans ces vicissitudes par raport au plus & au moins d'embompoint. Lorsqu'il étoit dans le haut période, le dégoût, les chaleurs, l'insomnie, les nausées & les maux d'Estomac ne le quittoient point. Les purgatifs médiocres & forts ne lui servoient point, & il faloit l'Emétique pour le tirer de cet état, & même il ne le délivroit pas quand son action n'étoit pas bien vive.

La bile est encore retenue dans la vessie du fiel par les pierres qui s'y forment. Cet accident, qui n'est pas rare, a été particulier à une femme de ce lieu (a) par la quantité, la figure & la grosseur de celles qu'on trouva dans la vessie ; le nombre en étoit de dix-sept, la figure de la plûpart étoit de huit côtés, & quelques unes étoient de véritables cubes, dont une étoit plus grosse qu'un dez à jouér, leur couleur étoit grise, la superficie polie, elles étoient légères, non pas toutes fois assez pour nager sur l'eau. Cette femme tomba dans la langueur par plusieurs déplaisirs & fut alitée pendant

Tome II. E e deux

(a) Sergy.

deux ans, durant tout ce tems son
ventre fut resserré, & il y a bien de
l'aparence que la rétention de la bile
& du suc pancréatique ont produit cet
effet avec les autres dérangement dont
nous parlerons.

Quand la bile ne se filtre pas par
un sang trop gras, les herbes amères y
rémédient, comme sont la petite Centaurée, le Chardon - bénit & le Cha-
mœpitis.

Lorsque des glaires bouchent les
glandes du foye, & ainsi empêchent
la filtration de la bile, les Amers les
plus puissans sont nécessaires, comme sont les *racines* d'*Aune*, de *grande Chelidoine*, & de *Gentiane*, lesquelles incisent & fondent les glaires sus-
dites.

Quand la bile ne coule pas par l'inflammation du foye, on doit diminuer
le gonflement de ses glandes par les
rafraichissans, & sur tout par les saignées, afin de prévenir les abscès qui
se forment en ce viscère, lesquels sont
ordinairement mortels, quand on ne
fait pas les remèdes au commencement,
comme je l'ai vû en un Quinquage-
naire (*a*) qui étoit fort robuste, lequel

(*a*) Mr. Pa.

devint jaune. Son ventre ne lui ſervoit plus, le foye étoit tuméfié, & il ſentoit de la chaleur avec une douleur continuelle qui devenoit inſuportable quand on le preſſoit avec le doigt; ſon poulx étoit fort petit & très fréquent. Les ſaignées faites trop tard ne le ſoulagèrent point, l'Emétique ordonné par la conſulte fit aſſez d'effet ſans le travailler, il fut fort bien durant deux jours, mais il mourut au troiſième ſubitement & ſans douleur. Il y a bien de l'aparence que l'action de l'Emétique ne fut pas aſſez grande pour faire crever cet abſcès, lequel ſe vuida alors dans le *Sinus*, qui ſe décharge dans la *Cave*. J'ai vû ici une fille âgée de quatorze ans (*a*) attaquée de la petite verole, qui après être échapée de pluſieurs accidens qui paroiſſoient mortels, mourut tout à coup le quatorzième jour (ſe portant bien & riant) entre les bras de ſa Mère, aparemment par la rupture d'un ſemblable abſcès.

Quand la douleur du foye eſt moins ſenſible elle ne doit pas être négligée, comme il arriva à un Gentilhomme d'un mérite très diſtingué de ce Païs (*b*):

E e 2

Ce

(*a*) Mr. w. (*b*) Mr. Polier Seigr. de Bretigny.

Ce Capitaine n'avoit pas fait d'excès, son ventre étoit resserré, & sa couleur jaune, la douleur du foye étoit sombre, & sa grosseur peu aparente. Son Médecin & moi convimmes facilement des remèdes qu'il faloit faire, lesquels néanmoins il ne mit pas en exécution. Etant apellé un mois après, l'abscès me parut être formé, les détersifs, le baume du Pérou, avec les décoctions de Sanicle, de Pié-de-lion & de Verge-d'or ne servant point, je fis mon Prognostique, auquel un habile Chimiste de Fribourg ne put faire de changement à l'égard du tems & de la maniére de son départ : Le corps étant ouvert, on trouva l'abscès qu'on avoit tant contredit.

Quand l'abscès se forme près du canal du foye, outre les accidens susdits, il arrive un *Flux*, qu'on apelle *Hépatique*, qui est ordinairement mortel. Les détersifs & les astringens qui y conviennent le mieux sont les susdits, avec l'Hépatique, le Lierre-terrestre & la Bistorte.

Lorsque les glandes du foye se desséchent, les seuls Emolliens & les bains peuvent servir, lesquels ne font rien

quand

quand tout le foye eſt dur, comme je
l'ai vû quelquefois.

Quand la bile ne coule pas bien de
la veſſie du fiel par l'étréciſſement de
ſon canal, ou la viſcoſité de la bile,
on prévient les accidens que nous avons
raporté par l'uſage des herbes & des
fruits, qui ayant beaucoup d'eau, produiſent un ſang moins ardent & plus
fluide. Les Chicoracées en bouillons
ſont encore meilleurs, comme l'expé-
rimenta un Seigr. Banderet (*a*) d'une
des plus illuſtres familles de Berne, qui
étoit travaillé de chaleurs d'entrailles,
des vapeurs, des inſomnies & autres
maux, qui ſuivent le croupiſſement &
l'efferveſcence de la bile, lequel s'en
trouva ſi bien qu'il voulut en manger
à tous ſes repas, les faiſant aprèter à
la manière des ſerſifix. Sa peau qui
teignoit ſon linge en jaune depuis plus
de huit ans, prit ſa couleur naturelle,
& ce Sénateur ſi intégre fut délivré de
toutes ſes incommodités.

　　　　CHA-

(*a*) Mr. Steig.

CHAPITRE III.

Du Suc Pancréatique.

IL entre peu de Chyle dans les veines lactées quand le suc pancréatique manque parce que la bile n'étant pas tempérée par ce suc, elle augmente fort le mouvement péristaltique des intestins qui en expriment trop les glandes, comme il arriva à cet homme qui mourut par un grand dévoyement, en qui on trouva pour tout mal le canal de *Virzungus* obstrué.

Le pancréas & le foye ne font pas leurs fonctions, quand ces deux liqueurs ne tombent point dans les intestins, comme je l'ai vû en deux jeunes Dames, & un Marchand d'ici (*a*) fort âgé ; une partie des glandes de ces deux viscères étant obstruée, & l'autre flétrie, leur ventre ne leur servoit point, ils avoient un grand dégout & moururent dans le desséchement.

On voit aussi que le suc pancréatique est quelquefois si abondant qu'il énerve la bile ; alors on est sujet à de grandes coliques, à beaucoup de vens qui montent & descendent, & à des

(*a*) Mr. Main.

vomissemens aigres ; ce qui est ordinaire dans les affections des hypochondres & hystériques , quand elles sont dans leur plus haut période.

Ce suc acide est ordinairement un peu styptique. J'ai vû à Rolles un Officier (*a*) qui à une heure réglée apercevoit en la région du nombril un grand froid , puis un grand bruit dans les entrailles qui étoit suivi d'une très petite évacuation , ce qui arrivoit tous les jours.

J'ai vû ce même suc causer à un Gentil-homme de Berne de grandes douleurs en cette partie dans les tems éloignés des repas , ce qui l'obligea à manger souvent jusques à ce qu'on y eût rémédié.

J'ai vû un Marchand à Nions à qui ce suc causoit la colique , puis des déjections noires en petite quantité , & en la fille d'un Médecin , des déjections noires acompagnées de très grandes douleurs , par lesquels ses paroxysmes hystériques commençoient toûjours.

J'ai vû plusieurs femmes travaillées cruellement des affections hystériques , qui rejettoient tous les matins un suc

E e 4

si

(*a*) Mr. Desh. Lieut. Coll.

ſi aigrë qu'il leur écorchoit le goſier ; après avoir eu une grande douleur à l'endroit du nombril.

J'ai aperçus que ces décharges étoient preſque toûjours précédées de la crainte, & j'ai vû depuis peu un Collonel (a) à qui les ſujets de triſteſſe font couler ce ſuc retenu dans l'inteſtin, y cauſant la colique avec un grand remuëment.

Le ſuc pancréatique contracte ſouvent une qualité plus ſtyptique. Quand cela arrive le ventre eſt reſſerré, & les vens luiؚ cauſent des gonflemens qui paſſent avec grand bruit d'une partie à l'autre, ce qui eſt ordinaire aux affections des hypochondres.

J'ai remarqué fort ſouvent un grand bruit à des perſonnes mélancholiques dans la région du nombril, qui paroit pendant pluſieurs heures ſous la forme d'une eau contenue dans une bouteille qui n'en rempliroit que la moitié, laquelle à chaque reſpiration eſt pouſſée d'un côté à l'autre, ce qui ſe fait ſans douleur & toûjours dans le même endroit : J'ai ſoupçonné que le lien où ce vent pouroit être contenu ſeroit dans la cavité du *Cæcum*, lorque cet

(a) Mr. Mon.

inteſtin eſt fort dilaté , comme on l'a trouvé à quelques perſonnes , & qu'il eſt ordinaire en quelques eſpèces d'animaux, comme aux Chevaux, qui ſont ſujets à ce bruit , leſquels auſſi bien que quelques autres ont le *Cœcum* , non ſeulement gros , mais double , pour ſupléer à l'action de leur Eſtomac qui n'eſt pas ſufiſant pour tirer tout le ſuc des herbes dont ils ſe nouriſſent , comme il arrive aux animaux qui ont pluſieurs Eſtomacs.

Les Apéritifs & les Amers qui ont été propoſés pour les obſtructions du foye conviennent encore ici , auxquels on peut joindre les alkalis , comme ſont le Tartre martial ſoluble dans la décoction de Chardon à cent tètes , la teinture de Mars dans la décoction de langue de Cerf ou de Germandrée , ou cette Opiate :

℞ *Animæ hepatis , ſerpentar. virginianæ, Enulæ campanæ ana ʒiß Rhab. agaric. trochiſc. ana ʒij , Extract. Juuip.* q. ſ. fiat Opiata. Doſis manè à ʒj ad ʒij , & duabus horis ante cœnam ʒj ; prenant après un bouillon fait avec les racines de Fenouil & de Cichorée.

Quand le ſuc pancréatique eſt ſtypti-
E e 5   que,

que, prenez de l'*Antiheĉtique de Potier*, du *Diaphorétique de Mars* & de la *Pierre hæmatite* bien pulverifés, de chacun une dragme, du *Calamus aromaticus*, de l'*Imperatoire*, de l'*Angelique de Bohême*, de chacun quatre fcrupule, du *Tartre vitriolé* deux fcrupules : Etant tamifés, & enfuite bien mêlez, divifez les en quinze paquets pour s'en fervir foir & matin deux heures avant les repas.

En toutes ces ocafions la décoĉtion d'écorce de *Tamarix* pour boiffon, feule, ou avec la réglifle & l'anis, les bouillons faits avec le fumeterre & la poulpe de veau : Ceux qui font faits avec le chevreau ou l'agneau, auxquels on met une ou deux cueillerées du fuc de creffon ou de *Cochlearia* font auffi très bons.

Les eaux minerales fouffrées, & les ferrugineufes y conviennent, les fels volatils, fur tout de fuccin, & les fels fixes font très bons.

On peut raporter ici l'exemple de Mr. Chatel, dont j'ai parlé dans le *Traité des Vapeurs*, qui avoit cela de fingulier, que fa colique qui le tourmentoit fi long-tems tous les jours, ne paroiffoit qu'après les *ratures* de la poitrine; ce qui fait foupçonner que les

Efprits animaux qui avoient caufé cette
douleur, produifoient celle du ventre,
& qu'il y avoit du raport entre leurs
foyers.

CHAPITRE IV.

*Des Accidens qui arrivent au Chyle par
le défaut du mouvement périftaltique.*

L'Expreffion du Chyme fe fait dans
les inteftins par le moyen du mouvement périftaltique, lequel eft fortifié
par let Efprits animaux qui viennent
des *laffis nerveux* du bas ventre, defquels celui qu'on apelle *Mezentérique*
eft le principal, par la quantité des
nerfs qu'il envoye aux inteftins, à la
manière du Soleil qui répand fes rayons
de tous côtez. Ces refervoirs des Efprits étoient néceffaires pour exprimer
le Chyme, & fournir au fang affez de
Chyle, pour l'empêcher de s'aigrir,
comme auffi afin de prévenir le deffè-
chement des veines lactées, & pour
faire couler les parties groffières du
Chyme.

Quand les Efprits animaux ne les
rempliffent pas bien, le mouvement
périftaltique eft foible, ainfi le Chyme
E e 6   n'étant

n'étant pas fufifamment comprimé, il
n'entre que peu de Chyle dans les veines lactées (d'où viennent la maigreur
& la foibleffe,) & les parties pituiteu-
fes ne coulent pas bien : Outre les
exemples raportés, on en voit un confidérable en l'Ambaffadeur de l'Empe-
reur Charles-Quint, dont *Fernel* parle,
qui enfuite de fes grandes tenfions,
lefquelles retenoient la plûpart des Efprits dans le cerveau, fut attaqué d'u-
ne tumeur douloureufe au côté droit
du ventre, qui paffant fous l'Eftomac
s'étendoit au côté gauche. Il prit pendant fix ans des remèdes de toutes les
façons pour amollir ce prétendu fcirrhe,
enfin un lavement acre fit fortir un
tuyau d'un pié de long dont il fut foulagé ; ce qui l'obligea à le réiterer,
jufques à ce que toute cette matiére
fut fortie, & ainfi il fut rétabli. Les
vapeurs hyftériques viennent quelquefois de cette pituite retenue : *Riviere*
en fon Obfervation 69. raporte qu'une
femme étant à l'extrémité, fut délivrée par la fortie d'une bande de pituite
procurée par un lavement. Un autre
ne fut pas fi heureux, dont le ventre
groffit extraordinairement, & mourut
en cet état ; l'ayant ouvert on trouva

le *Colon* rempli de cette matière, qui s'y étoit si fort durcie que rien ne sortoit de son corps, comme il est arrivé plusieurs fois.

Le cours des Esprits animaux dans les lassis nerveux du Mezentère n'est pas toûjours égal, comme on le voit dans les affections spasmodiques. J'ai vû très souvent des femmes avoir des coliques cruelles, qui se changeoient subitement en un asthme suffoquant, ou en des maux de tête fort violens, & quelquefois ces derniers se convertir tout à coup en maux de ventre. J'ai vû quelquefois un cours de ventre produit par un sang dissout, cesser tout à coup par une colique cruelle ; entr'autres à une jeune fille scorbutique, qui se trouva si resserrée après cette violente douleur, qu'il falut lui donner des lavemens. Dans ces contractions les orifices des veines lactées sont fermés.

Il arrive souvent une si grande dissipation des Esprits par les coliques & les convulsions, que lorsqu'elles ont cessé les malades sont dans l'anéantissement, auquel tems le mouvement péristaltique des intestins est si foible, qu'il ne peut exprimer le Chyme, ni

le faire glisser ; aussi il faut alors se servir de liquides pour se nourir, & on
ouvre le ventre par des supositoires
ou des lavemens.

Le ferment dans le suc nerveux ne
paroit se former si souvent & d'une
manière si violente que dans ces lassis,
comme il paroit dans leur gonflement
qu'on impute à la Matrice, dans les
coliques nerveuses des intestins & de
l'Estomac, dans les douleurs de reins,
du foye, de la ratte & du pancréas,
lesquelles naissent ordinairement d'eux,
& se terminent en eux, & même quelquefois n'y finissent point, comme je
l'ai vû en une Dame (a) en qui les
spasmes étoient presque universels, laquelle y apercevoit toûjours de l'agi-
tation, même en sommeillant, car elle
ne pouvoit dormir. J'ai vû la même
chose en la femme d'un boucher (b)
qui sentoit un remuement continuel
en cet endroit, acompagné de vomissement, laquelle de même ne dormoit
point.

La situation des tissus nerveux étant
horizontale, est différente de celle des
nerfs qui vont du haut en bas, ce qui
ocasionne les Esprits à y séjourner da-

(a) Me. P. (b) Mue. Cerf.

vantage, & à y contracter une subti-
lité étonnante, sur tout aux ramaux
qui remontent; celle même de plusieurs
des nerfs qui sortent de ce lassis, **y**
est contraire. Ce qui donne ocasion
aux fermens dont nous avons parlé,
d'y naître, & à cette sensation si vive
qu'on y aperçoit dans les affections hystériques & des hypochondres, & même des Convalescens, qui à l'ouïe d'u-
ne mauvaise nouvelle ou d'un danger
ressentent dans le moment les intestins
tout en feu, & un grand renversement
dans les entrailles. Ce qui marque que
les affections résident principalement
dans ces lassis, puisque la crainte, la
joye & les désirs, y causent un si grand
mouvement, & rien ne fait mieux voir
la grandeur de leur sensibilité, que la
prière d'un grand Prophéte (*a*) lequel
sollicite la miséricorde de Dieu *par l'é-*
motion bruyante de ses entrailles.

Le contour des Esprits animaux dans
ces *Lassis* se voit aux jeunes gens quand
on les éveille en sursaut, lesquels aperçoivent long-tems un engourdissement
dans les entrailles, & même en d'autres ages lorsqu'on éveille tout à coup
des personnes qui sont ensevelies dans

(*a*) Esaye.

un profond sommeil : C'est ainsi que
le flux arrive plus tard à Amsterdam
qu'à Roterdam , à cause du contour
des eaux dans le *Zuiderzée* , quoique
la compression de la mer soit égale.

La grande volatilité de ces Esprits par
leur séjour en ces nerfs, est cause la du
réveil subit dans les affections hystériques , quand le sommeil commence,
& l'on aperçoit ce mouvement & cette
fougue sortir des entrailles , quoique
la tranquilité soit dans les nerfs, & par
tous le corps. J'ai vû une Dame âgée
dans une Ville voisine , qui eut près
d'un mois un grand mouvement dans
les intestins sans douleur , lequel ne
cessoit que lorsque la démengeaison
survenoit à une dartre qu'elle avoit
auprès du sourcil gauche. La dartre
étant guérie , ce spasme des intestins
ne revint plus.

Que le suc nerveux puisse être alteré en ces lassis , & y contracter la
nature de levain , par un trop long
séjour , il paroit par les chaleurs subites & violentes qui y arrivent souvent sans vertige , & lorsque nous jouïs-
sons d'une santé parfaite ; sur - tout
quand elles font suivies de la colique,
& d'une convulsion générale , comme

je l'ai vû en une Dame d'une Ville voifine, qui étoit travaillée d'un fpafme de tout le corps quand la colique ceffoit, & laquelle revenoit quand la convulfion générale finiffoit : Une Dame du même lieu aperçoit une chaleur continuellê dans les entrailles, d'où des douleurs montent aux côtes, aux bras, puis à la tête, & finiffent par la colique. J'ai vû une Dame qui toute les fois qu'elle s'apliquoit beaucoup à quelque ouvrage étoit attaquée de la colique, tant les Efprits contenus en ces laffis font difpofés à fe mettre en mouvement. On peut faire le même jugement des femmes qui après leur réveil font expofées à la colique, qui véritablement dure peu, par le plus grand abord des Efprits animaux, qui s'y fait alors.

Ce ferment n'eft pas toûjours fi volatile ; car quelquefois il ne paffe pas en d'autres parties, comme je l'ai vû en une Dame (a) qui avoit eu pendant quinze jours avant mon arrivée une cruelle Colique avec un renverfement continuel d'entrailles, qu'aucun remède n'avoit pû calmer, laquelle finit

____

(a) Mlle. Panc.

finit par les bains & les Emolliens , fécondés de la diffipation des Efprits.

Ce ferment ne fe forme pas joûjours dans ces laffis , comme je l'ai vû en un jeune Gentilhomme du voifinage (b), lequel avoit fait plufieurs voyages de long cours , qui fut attaqué fubitement d'une douleur très vive & fort profonde , laquelle ocupoit le côté droit depuis les reins jufques à trois travers de doigt au deffus du Diaphragme , apercevant dans toute cette étendue , de diftance en diftance , des tiremens contre les vertèbres. Le poulx étoit petit & ferré , la refpiration difficile , les inteftins & les autres parties du ventre ne foufroient point , fon urine faifoit un fédiment tuilé ; auffi ce fpafme fut le premier. Y étant apellé je lui fis faire une groffe faignée , qui arrêta le mal ; mais il revint à plufieurs reprifes ; le Narcotique , , puis le purgatif l'emportèrent. Quelques jours après mon départ il eut mal aux reins , fon urine fut fanglante & purulente ; ce qui put arriver par quelques gouttes de fang extravafées dans les reins à l'ocafion des terribles fpafmes qu'il avoit foufert en cette par-

(b) Mr. de Char. de Cr.

tie. Il se mit entre les mains d'un Chirurgien, & il tomba dans l'hydropisie, dont il mourut.

Il est à présumer que le levain s'est formé dans le nerf intercostal gauche, comme on le peut conjecturer par la situation, la profondeur de la douleur, & la tension des rameaux qui sortent de la mouelle entre les vertèbres. Ce qu'il y a de surprenant, c'est que l'extension que ce levain a causé dans le nerf en se raréfiant n'ait pas fait d'ébranlement dans les rameaux qu'il communique au lassis nerveux du mezentère & du bas-ventre.

Secondement, il y aparence que si la saignée, qui ne fut faite que le cinquième jour, l'avoit été le premier, le sang ne se seroit pas extravasé ; ce qui a causé sa mort.

Les cruelles coliques ne viennent pas toûjours de ces levains qui se forment dans les lassis nerveux & dans les nerfs intercostaux ; mais aussi de ceux qui ont été formez dans le cerveau. Comme nous en avons vû des exemples dans le Traité des *Vapeurs*, par les vertiges qui les précédoient ; auxquels j'ajouterai celui que donne *Charles Pison* Obs. 94. d'un jeune homme

travaillé de cruels maux de ventre pendant quarante jours, qui tomba dans
les convulfions, & mourut. Le corps
étant ouvert, les inteftins qu'on croyoit fort alterez, fe trouvèrent fains,
la dure-mère entre le cerveau & le
cervelet étoit inondée & blanche
comme du papier ; le commencement de la mouelle allongée, & les
nerfs qui en fortoient trempoient dans
cette férofité ; le cervelet auffi étoit
imbibé de cette eau, dont le quatrième ventricule étoit plein ; le refte
du cerveau étant fec.

　　Savoir fi quelques fels, contenus
dans cette férofité, ne font pas en-
trés dans les nerfs de la neuvième paire pour y caufer cette tragédie, ou
fi le picottement des nerfs en leur
principe n'a pas produit les douleurs,
comme en ceux dont on a coupé la
cuiffe, qui fe plaignent de la douleur
des arteuils ? Car les férofités qui font
extravafées entre le crane & la dure-
mère, ne caufent pas toûjours cet
éfet, comme nous l'avons vû dans
le tems que la Pefte faifoit de fi grands
ravages à Marfeille, en un homme
qu'on trouva mort ici prés la porte
de cette Ville, Monfieur Berfeth, nô-

tre Seigneur Baillif , toûjours attentif
au bien du public , ayant voulu fa-
voir la caufe de fa mort , nous obligea d'en faire la diffection.

Par l'ouverture du corps toutes les
parties fe trouvèrent dans leur état
naturel , excepté le poulmon , qui
étoit rempli de fang caillé. Comme
l'air étoit froid , & qu'il avoit été
durant la nuit fur terre , on ne crut
pas que ce fut la caufe de fa mort ;
mais on l'attribua à une cuillerée ou
deux de férofité , extravafée entre le
crane & la dure-mère au commencement de la mouëlle allongée. On
aprit de Laufanne qu'il tomboit quelquefois dans de fi grands anéantiffe-
mens qu'il perdoit le fentiment , que
de tous les remèdes le meilleur étoit
de le mettre dans le lit, & de l'y tenir
chaudement, & qu'en l'efpace d'un ou
deux jours il en revenoit , pendant
lequel tems cette férofité extravafée
rentroit en partie dans les veines, ou
étoit diffipée par la chaleur naturelle:
ce qui feroit arrivé ici , fi la terre &
l'air avoient été chauds.

Je ne fçai fi la férofité extravafée
dans la duplicature de la dure-mère
produit quelquefois la colique ; mais

mais elle ne le caufe pas toûjours,
comme je l'ai vû en Mr. Portail Pafteur d'un grand mérite, qui fe plaignoit d'une douleur qui n'ocupoit que
le frond, & les yeux, qu'il difoit être
tirés en dedans ; fon poulx étoit ferré, petit, & fréquent, le délire furvint, & il mourut dans la convulfion
de toutes les parties : On trouva un
peu de férofité extravafée entre la pie
& la Dure-mère ; mais dans la duplicature de la Dure-mère, près d'une
once de férofité jaune, qui ocupoit
l'efpace du frond, où il foufroit. Il
n'eut point de colique.

La caufe de la *Colique de Poitou*,
qui fe changeoit en Paralifie, étoit,
comme les précédentes, dans le cerveau.

Quelquefois ce levain eft dans quelques filets nerveux du Mezentère ;
comme on le voit dans une obfervation du célèbre *Willis*, qui, parlant
d'une Dame, qui étoit morte enfuite
des fpafmes prefque continuels qu'elle
avoit eu en diverfes parties, fur-tout
en l'eftomac & les inteftins, trouva
que dans le milieu du Mezentère,
dans l'endroit qu'il s'attache au dos &
où les laiffis nerveux font les plus con-

fidérables, fa fubftance étoit relachée, remplie de petites veffies, à la maniè-re de ces chairs de veau que les bou-chers bourfouflent pour les faire pa-roître meilleures. Il découpa cet en-droit, qui étoit de la largeur de la main, afin d'examiner la matière qui avoit caufé de fi grandes douleurs ; il n'y trouva que du vent.

Par la diffection de deux perfonnes, qui font mortes de ces cruelles coli-ques, on a trouvé une férofité ex-travafée entre la tunique mufculeufe & la nerveufe, qui ocupoit toute l'é-tendue des inteftins.

Si la férofité s'épanche dans la du-plicature du Peritoine & de la Dure-mère, dont les fibres concourrent tous à leur jonction, pourquoi cet-te éfufion n'arriveroit-elle pas entre les tuniques des inteftins, dont les fonctions font différentes les fibres droits de la tunique nerveufe ouvrant la cavité des inteftins, & les annulai-res de la mufculeufe les refferrant ? Il y a bien de l'aparence que dans le Rhumatifme l'endolorifsement & le gonflement des inteftins vient par quel-que arrofement de férofités entre les

fibres

fibres nerveux & musculeux de ce
canal.

Non seulement la sérosité s'épanche
entre les tunique des intestins , mais
même aussi quelquefois le sang ; ce
que j'ai observé en un jeune garçon
d'Aubonne (*d*) dans l'intestin *Colon* ,
qui fut emporté par cet abscès ; &
en une Dame de ce lieu (*e*) , dans
l'*Ileum* , dont le poulx fut dadord si
dérangé qu'il sembloit qu'elle n'avoit
que peu d'heures à vivre.

Cette tumeur gangrena les parties
voisines , y causa de grandes douleurs,
qui cessèrent avant sa fin , ainsi cette
sage Dame mourut comme elle avoit
vécu , d'une manière fort tranquile.

Lorsque les veines de la veine porte & des intestins sont distenduës par
une trop grande quantité de sang dans
ces parties il survient une colique très violente , qu'on peut soula-
ger par la saignée & l'ouverture des
hémorrhoïdes , par les sang sues ; mais
non pas guérir, parce qu'elle arrive par
le dessèchement des glandes du foye ,
comme on l'a découvert par les dis-
sections

(d) *Coll.*
(e) *Me. Blanch.*

sections de quelques personnes qui en
ont été attaquées.

L'inflammation se met aussi quelquefois dans la valvule du *Colon*,
comme nous l'avons vû au fils d'un
Conseiller de ce lieu (*a*) dont la santé depuis long-tems étoit chancelante
par le dégoût & le dévoyement qu'il
avoit fort souvent, & sur tout par
les vens qui le travailloient, lesquels
montoient & redescendoient avec tant
de bruit, qu'il sembloit qu'on étoit
auprès d'un torrent dont les eaux se
précipitoient ; ces vens duroient plusieurs jours sans lui faire de mal, &
d'autrefois ils lui causoient de violentes coliques. Le ventre étoit toûjours tendu ; ces vens ne sortoient
que par des lavemens, & seulement
en partie, ce qui faisoit douter que
ce reflux vint de la *valvule*. La Colique ayant reboublé, & les vomissemens l'ayant épuisé, il mourut. On
trouva que la *valvule* du *Colon* étoit
devenue charnuë & enflammée, &
par conséquent bouchant souvent le
passage du Chyme, & même des vens,
comme il parut par la distension des

Tome II. F f intes-

(*a*) Mr. M.

inteſtins grêles. Le *Colon* étoit fort petit, dont le bas & le *Rectum* étoient des deux côtés garnis de glandes, qui les comprimant arrêtoient les vens qui paſſoient par la valvule. Ce qui fit connoître pourquoi les lavemens le ſoulageoient quelquefois.

La diſtention des inteſtins grêles fut ſi grande que non ſeulement il n'y paroiſſoit aucune valvule, mais qu'on y aperçut pluſieurs trous, cauſés par la divulſion des fibres. On vit beaucoup de bile fort jaune, laquelle aparemment a produit cette prodigieuſe quantité de vens qui le tourmentoient. le Pancréas étoit flétri.

Le mouvement périſtaltique eſt auſſi renverſé dans la *paſſion Iliaque*, quand la partie ſupérieure de l'inteſtin *Ileum* entre dans l'inférieure : Cet étranglement empêchant les Eſprits animaux, contenus dans les fibres ſpirales, de paſſer outre, alors ils remontent, cauſant de la douleur, des nauſées & des vomiſſemens, qui ſont mortels s'ils durent long-tems. *Fabritius Hyld* dit avoir trouvé le *Cæcum* dans l'*Ileum*, *Henr. Heër*, cinq complications dans l'*Ileum*, & *Panar.* dit avoir vû les inteſtins tordus comme une corde : *Elat*

& *Riu.*, par des vens, par de la matière, & quelquefois par tous les deux.

Quelquefois le mouvement périftaltique se partage, comme au *Cholera morbus*, où la Diarrhée eft jointe au vomiffement.

On voit quelquefois ce mouvement être tout à fait renverfé; comme lorfque le fupofitoire fort par le haut. J'ai fait donner un lavement à un Pafteur âgé, qui le rendit par la bouche. On voit dans les defcentes des inteftins de l'un & de l'autre fexe, le vomiffement & la douleur continuer jufqu'à la fin, fi on ne remet pas les inteftins dans leur lieu naturel.

Le mouvement périftaltique eft quelquefois arrêté par les glandes du mézentère, comme je l'ai vû ici à une fille fort âgée (*a*) dont j'ai déja parlé, qui, ne pouvant plus avaller de folide & de liquide, mourut, en laquelle outre les chofes fufdites, on trouva les glandes du Mézentère fi tuméfiées, que plufieurs égaloient la groffeur d'un œuf, par lefquelles le milieu du *Duodenum*, la fin du *Jejunum*, & le milieu de l'*Ileum* étoient étranglés.　　　F f 2　　　L'ob-

(*a*) Mazel.

L'obſervation d'*Hertodius* n'eſt pas
moins ſurprenante, qui porte qu'une
fille, laquelle avoit une peine extrê-
me pour décharger ſon ventre, étant
morte par la ſortie des dens, on l'ouvrit, & on trouva trois nœuds dans
l'inteſtin *Ileum*, éloignez l'un de l'autre de la paûme de la main, en chacun deſquels une groſſe portion de
l'inteſtin n'étoit pas adhérente au mézentère : Ce qui prouve combien les
filets du *Plexus mezentérique* contribuent
pour la continuation du mouvement
périſtaltique.

L'interception du mouvement périſtaltique arrive auſſi quelquefois par
des rameaux de ces *laſſis* bouchez ;
comme on a eu lieu de le ſoupçonner
en un jeune Chirurgien (a) de ce lieu,
qui étant attaqué d'une fièvre-maligne,
fut travaillé par des vens qui montoient & deſcendoient, deſquels aucun ne ſortit par le bas : ſon ventre étoit élevé, & ſi tendu qu'il ſem-
bloit devoir crever : Ces vens ſe por-
toient du côté droit au gauche avec
grand bruit. Les ſupoſitoires, les lavemens acres, les purgatifs & l'Emétique même ne purent les faire paſſer,

____
(a) Mr. Rouſſ

L'air froid cauſe auſſi des Coliques, comme je l'ai vû en un Gentilhomme qui étoit attaqué cruellement de l'affection des hypocondres, lequel étoit obligé de ſe tenir enfermé pendant tout l'Hyver dant ſa chambre, l'ouverture d'une fénêtre lui cauſant un grand remuement dans les entrailles, puis une colique violente. Il avoit l'odorat ſi fin qu'il pouvoit dire ſi les habits qu'on lui aportoit, venoient d'un lieu tempéré ou froid, quoiqu'ils fuſſent à quelque diſtance de lui. Lui ayant demandé comment il les diſtinguoit, il me dit, que ceux qui avoit été expoſez à un grand froid avoient une odeur de terre. Sa ſanté s'eſt rétablie.

L'obſervation raportée ſur ce ſujet par *Charles Piſon* (a) n'eſt pas moins remarquable : „ Quoi-que, *dit-il*, je „ reconnoiſſe une eſpèce de colique, „ aſſés fréquente, cauſée par les vens, „ & une autre produite par des alimens „ indigeſtes, ou par une bonne nouri- „ ture priſe en trop grande quantité, „ comme auſſi une colique provenan- „ te de l'inſpiration d'un air froid dans „

F f 3

les

(a) *Obſ.* 98.

les Païs Septentrionaux , dont je ref-
fens depuis plufieurs années la violence : C'eft que toutes les fois que
la bife foufle fortement j'aperçois
dans mes inteftins une chaleur qui
me brûle pendant le jour & la nuit;
ce qui arrive fi immencablement que
je dévine avec certitude que la bife
vient de fe lever , quoique je fois
dans une chambre bien fermée & même dans mon lit.

L'exemple fuivant n'eft pas moins
fingulier : Dans le tems que LL. EE.
remplirent de Troupes les Villes qu'ils
ont fur les bords du Lac Leman , un
jeune homme du voifinage (*a*) étant
à Nions , voulut fe divertir avec d'autres aux dépends d'autrui ; pour quel
fujet ils trainèrent une groffe poutre fur
le bord des degrés d'une cave qui
étoit profonde , dans la penfée de l'y
faire gliffer fans qu'on s'en aperçût.
Ce cadet fut affés imprudent pour fe
mettre au devant ; fes amis ne pouvant fufpendre la defcente de cette
poutre , il fut obligé de la foûtenir
avec le ventre ; ce qui caufa une fi
grande diftenfion à une partie du mezentère qu'il en fut dabord incommo-

(*a*) Mr. Bouri de Buffy.

dé ; le mal s'augmentant tous les jours
il fut obligé de se mettre au lit , où
il ne souffroit pas , mais sont ventre
ne lui servoit que par artifice : Son
apetit étoit bon , il n'avoit point de
fièvre ; mais si-tôt qu'il se levoit ou
qu'il étoit assis il sentoit des vapeurs
monter à la tête , puis en descendre ;
ces alternatives duroient pendant quelques minutes , il s'affoibissoit , il devenoit pâle , & la defaillance suivoit,
à laquelle les cordiaux étoient inutiles:
Pour l'en faire revenir il faloit le coucher , afin de rétablir le ressort des fibres du mezentère , qui avoient été
distendus par ce grand effort , on
emploia plusieurs moiens pour le délivrer d'un mal si extraordinaire, dont
le principal fut le bain des Eaux minerales souffrées qu'il falut réitérer ,
Après lesquelles il put se tenir debout,
marcher & monter à cheval comme
auparavant. Il jouït pendant trente
ans d'une santé affés bonne , après lesquels la colique revint , dont il étoit
légèrement attaqué pendant le jour ;
mais la nuit , après avoir dormi quatre ou cinq heures , il en étoit si violemment tourmenté durant une heu-

re & plus, qu'il faisoit les hauts cris. Les remèdes ne pouvoient calmer cette douleur, qui étoit accompagnée d'un remuement des intestins si grand, qu'il sembloit qu'ils devoient se déchirer. Ce tems étant passé, il étoit tranquile pendant le jour, à la reserve de quelques petits ressentiment. Il vêcut dans cet état pendant cinq années, & mourut subitement.

Pour faire l'*ætiologie* d'une maladie si extraordinaire, je dirai que par la distension qui est arrivée au mezentère la plûpart de ces fibres ont été forcés, ceux qui ne l'étoient pas, n'étant pas suffisans pour soûtenir le poids des intestins, en étoient trop allongés, ce qui etrécissant leur cavité, ils ne recevoient qu'une partie des Esprits animaux qui y venoient. Les Esprits qui n'étoient pas reçûs étant pressés par ceux qui descendoient, puis relevez par l'action de l'*æther* qui les faisoit surmonter le courant des Esprits, ils montoient jusqu'à la tête, d'où ils redescendoient par le courant de ceux qui venoient du cerveau : Ces alternatives faisoient refluer les Esprits animaux dans le cerveau, en troubloient le cours, qui produisoit

la petitesse du poulx , puis son inter-
mission , la paleur , la foiblesse , &
enfin l'angoisse , qui étoit si grande ,
qu'il alloit expirer , s'il ne se couchoit;
cette situation rétablissant le cours entier des Esprits dans les fibres allongés , & en partie dans ceux qui
étoient relachés , le cerveau se déga-
geoit.

. Quand par les Balsamiques , le repos , & les bains on eut fait repren-
dre le ressort aux fibres relachés du
mezentère , tous ensemble soûtin-
rent sans peine le poids des intestins ,
& il fut délivré de ces accidens.

Par le retour de l'âge les Esprits animaux n'étant plus produits si abondamment, une partie des fibres forcés retom-
bèrent dans leur premier rélachement, il
ne put marcher que très peu , encore
il faloit qu'il se couchât souvent. La
tention des fibres du *mezentère* ne fut
pas véritablement assés grande pour
étrécir si fort leur canal , comme au
commencement où il n'y pouvoit entrer qu'un très petit filet des Esprits ;
mais elle le fut assés pour ne pas recevoir tous ceux qui y venoient , ce
reflux des Esprits lui causant la coli-

F f 5

que,

que , lors que les rameaux des nerfs
d'où ils découloient , étoient trop
remplis ; ce qui arrivoit rarement
pendant le jour , à cause de la diffipation qui s'en faifoit , par fes foins,
fes allées , fes venuës, & par la tranfpi-
ration , qui eft plus grande pendant le
jour (comme il paroit en ceux qui
ont le fang ardent, lefquels font tout
en feu après leur premier réveil).
Les Efprits animaux s'étant donc re-
produits plus abondamment pendant
le fommeil , ils ne trouvoient pas les
canaux des fibres fains affés ouverts
pour recevoir tous ceux qui abor-
doient , n'en coulant qu'une très petite partie dans les fibres rélachés , ce
reflux, dis-je, les mettoit en fougue, &
caufoit les contractions violentes des
inteftins , & ce terrible renverfement,
dont il nous a tant parlé; ce qui duroit
jufques à ce que par ces mouvemens
violens cette plénitude des Efprits fût
diffipée. Enfin , ce fpafme particulier
étant devenu général , il mourut en
fi peu de tems que je ne le pus voir.

Cette Obfervation nous fait voir : I.
Qu'il n'arrive pas peu d'Efprits animaux
dans ces laffis nerveux , & qu'il s'en
fait

fait une diſſipation bien conſidérable, puis que ſitôt que leur cavité eſt beaucoup étrécie comme au premier cas, ou peu, comme au ſecond, on a vû combien leur reflux a cauſé de douleurs, & enfin la mort.

2. Qu'il arrive aux nerfs comme aux Artères, dont le ſang coule dans les rameaux voiſins quand quelques uns ſont bouchés, & lorſqu'il y en a pluſieurs, le ſang qui y arrive cauſe l'inflammation à la partie, comme lorſque les bandes ſont trop reſſerrées dans les fractures; auſſi quand tous les fibres mezentériques ont été ouvertes, ils ont coulé tranquilement, quand il y en a eu de moins ouverts, les Eſprits y ont coulé, comme lorſque le malade étoit couché; mais quand leur cavité a été plus récrécie par la tenſion que le poids des inteſtins y a cauſé, comme lorſqu'il étoit levé, alors les ſpaſmes ſont arrivez par le reflux des Eſprits.

3. On voit la cauſe de certaines douleurs par des fibres ou des rameaux de nerfs bouchez, quand ceux qui ſont à côté ne peuvent contenir ce ſurplus d'Eſprits qui devoient y couler; car les contractions des inteſtins & leur ren-

F f 6

ver-

.verſement ne venoient point des levains formés dans le ſuc nerveux.

Enfin, on peut remarquer combien il ſe produit plus d'Eſprits durant le ſommeil qu'après, & combien il faut de tems pour diſſiper ce ſurplus des Eſprits, par les douleurs & les contractions des inteſtins.

Voici un mal de ventre produit par une cauſe qui n'eſt pas moins extraordinaire : Un Commis à ſel de Paroy ſur la Brebence, âgé d'environ ſoixante ans, dont la vie n'étoit point déréglée, fut attaqué d'une douleur aiguë au bas ventre qui étoit continuelle. Le Médecin (*a*) qui le traitoit étant habile, y employa tout ce qu'il crut de meilleur, mais ſi inutilement qu'il fut reduit à lui donner le Narcotique en lavement diſſout dans le lait, au commencement de deux en deux jours, puis tous les jours. Ce mal dura deux années ſans autre accident. Etant mort on l'ouvrit dans la penſée de trouver un *Carcinome*, & on fut très ſurpris de n'y voir qu'un cordon blanc de la groſſeur de deux lignes, & de la longueur du doigt qui étoit ſitué en la partie baſſe du *Colon*. Si ce mal avoit été connu, les

(*a*) Mr. Biliet.

injections faites avec des huyles auroient pû servir, en amollissant ses fibres trop roides, lesquels causoient cette douleur.

Fabritius Hyldanus raporte un fait qui peut-être n'est pas bien rare, qui est la mort d'une femme arrivée par une grande quantité de graisse, laquelle comprima si fort les intestins, qu'elle en arrêta le mouvement péristaltique. Les vens contenus en la cavité du ventre peuvent produire en nous cette même privation, qui arriveroit toûjours dans la *tympanite*, si les intestins ne nageoient dans l'eau, car quand cela n'est pas, ces vens compriment tant les intestins, & poussent si fort le diaphragme que l'animal meurt, comme je l'ai vû arriver à des bêtes à corne, dont le ventre étant piqué il sort du vent avec impétuosité pendant plusieurs minutes.

Les Hémorroïdes internes & externes font beaucoup de peine, sur tout quand elles ne sont pas ouvertes, lesquelles viennent d'un sang trop chaud & du ventre resserré, dont les efforts pressans le sang dans les veines, leur font perdre leur ressort, formans ces poches ou boutons dedans & hors du fondement, lesquelles donnent quel-

quefois naiſſance aux fiſtules. J'ai vû
une Dame qui ſe plaignoit d'une douleur qu'elle avoit au *ſphincter* de l'*anus*,
par une tumeur qui lui cauſoit des élancemens à chaque minute ſeconde, laquelle ayant ſupuré, elle fut délivrée.

Dans l'*affection Iliaque* on ſaigne pour
prévenir l'inflammation de l'inteſtin ;
on donne le *Narcotique* pour diminuer
la fougue des Eſprits, & par conſéquent
la douleur; on prend des lavemens pour
dégager l'inteſtin. Le lavement fort,
donné après le Narcotique dans le tems
qu'il eſt ſur la fin de ſon action, eſt
ſouvent très utile, comme il eſt arrivé
depuis peu à un Marchand (*a*) fort âgé
de cette Ville qui en étoit travaillé
cruellement depuis trente quatre heures, lequel en fut délivré par un ſeul
lavement. Le bain dans l'*Exomphale* fait
auſſi ſouvent le même effet, comme
je l'ai vû ici en une femme de ſoixante
ans, qui depuis plus de trente heures
ſouffroit terriblement par des vomiſſemens continuels, laquelle fut dégagée
dès le premier bain.

L'inciſion du Péritoine dans les deſ-
centes eſt caſuelle, parce qu'on la fait
trop tard; elle eſt preſque toûjour mor-

(*a*) Mr. Bourg.

telle quand le vomissement diminue , & qu'il est moins fréquent ; ce soulagement venant de la nature qui succombe , comme il est encore arrivé depuis peu en une Dame de la campagne (*b*) à qui cette opération , quoique bien faite , fut inutile.

L'inégalité du mouvement péristaltique dépendant de la qualité des Esprits animaux qui ont trop de ténuité , doit être changée en diminuant l'ardeur du sang par des alimens rafraichissans , par une boisson de la même nature , par l'usage des eaux minerales martiales , ou par les eaux chaudes souffrées.

L'acidité du sang doit être tempérée par les Alkalis , par les décoctions amères , & quelquefois par les herbes Antiscorbutiques , comme le *Cochlæaria* , le *Cresson* , le *Meniantes* , & son ferment détruit par l'*Æthiops mineral* , l'*Aigle blanche* , & les *pilules mercurialles* , comme nous l'avons dit plus amplement.

Les Hémorrhoïdes externes se désemplissent souvent par la saignée , les demi bains , les bouillons rafraichissans , & par l'aplication des Sangsues.

Pour empêcher que cette évacuation ne soit une ocasion au retour de cette

(*b*) Me. Peron.

enflûre, il est bon de mettre dessus un linge trempé dans la dissolution d'*alun*. J'ai vû des personnes s'en trouver si bien en l'apliquant sur ces boutons tuméfiés, qu'ils la préféroient à un grand nombre de remèdes qu'ils avoient fait pour ce sujet.

Les hémorrhoïdes internes font beaucoup plus de peine par la violence & la durée des douleurs, sur tout dans les tems qu'il faut satisfaire aux besoins de la nature. Le sang d'ailleurs étant rempli de parties salines & bilieuses, devant être épuré par des purgatifs qui sont piquans de leur nature, c'est aux malades & aux Médecins une épreuve terrible; cependant comme il faut y venir absolument quand le mal est grand pour éviter la longueur de la maladie, & quelquefois la cangrène; ensuite de plusieurs tentatives je n'ai rien trouvé de meilleur que de prescrire une injection composée avec un grain de *Narcotique*, dissout dans trois ou quatre cueillerées de lait, après avoir fait prendre au malade une décoction de Senné où on avoit fondu deux onces de manne. Ce petit remède fait premiérement cesser la douleur, durant lequel tems le purgatif tire & fait sortir les matiéres,

avant que la partie fouffrante aye re-
couvré fa premiére fenfibilité.

Il eft vrai que cette injection caufe
quelquefois le vomiffement, mais cela
n'arrive que lorfque les Efprits font extrèmement irrités, & pour la premiére
& feconde fois ; mais comme ces pre-
miéres dofes furmontent la fougue des
Efprits, ils ne s'éfarouchent plus dans
la fuite, ce qui fait que ces perfonnes
s'en fervent à l'ordinaire pour calmer ces
douleurs quand elles retournent, ayant
obfervé qu'un grain de *Narcotique* leur
fait plus d'effet que trois ou quatre pris
par le haut, fans qu'ils ayent été
obligés d'augmenter la dofe.

Ceci me donne ocafion de dire qu'u-
ne Dame du voifinage de foixante ans
fut attaquée d'un fi grand travail d'Efprit & de corps, qu'elle ne vivoit que
par l'*Opium*, on lui en donnoit tous les
jours plus de quinze grains, fes premiers foins à fon réveil étant de demander quand elle en reprendroit ; comme
il faloit toûjours en augmenter la dofe,
fa famille s'en faifoit une grande peine ;
on lui propofa de fe fervir de cette injection qu'elle continua fans qu'il fut
néceffaire d'augmenter le Narcotique.
Savoir fi le grand effet de ce grain ne

provenoit pas du voisinage du lassis inférieur sur lequel il agissoit immédiatement, & de là sur les autres où residoit
le levain qui mettoit en fougue les Esprits ?

Quand les Hémorrhoïdes s'ouvrent
elle font du bien dans le commencement, en ce qu'elles vuident la superfluité du sang ; mais dans la suite cette
évacuation est souvent trop fréquente,
ou trop abondante, ce qui assoiblit
les personnes, & les fait tomber dans
l'hydropisie.

Pour les remèdes externes, les astringens, apliquez sur la partie, conviennent.

Pour les internes, les astringens
resserrans le ventre, en rendent l'u-
sage difficile. La conserve de Kynor-
rhodon, prise souvent & en petite
quantité, peut lier les parties du sang
sans resserrer le ventre ; l'ayant or-
donnée les matins à une Baronne,
pour guérir son Estomac relaché, on
m'écrivit que ce remède quelques heures après lui procuroit une liberté de
ventre, & on m'en demandoit la raison : je répondis que cet Extrait étant
en petite quantité n'avoit agit que sur
l'Estomac, le Duodenum & le Jeju-

num , parce qu'il étoit entré dans les veines lactées de ces deux intestins , dont il avoit aussi bien que du pylore, fortifié les fibres, & rendu le mouvement péristaltique plus fort , ce qui avoit produit quelques selles , & que le contraire arriveroit si elle en prenoit assez pour s'étendre dans tous les intestins.

La Conserve de roses rouges prise en quantité épaissit le sang , en conservant une petite qualité laxative, comme la Rhubarbe.

J'ai vû l'Eponge du Rosier sauvage, mise en poudre à la quantité de demi once prise dans l'eau de Plantin arrêter le sang , sans resserrer le ventre.

J'ai parlé dans le *Traité des Vapeurs* de la cangrène qui arrive aux hémorrhoïdes.

Les filets de la tunique veloutée qui modèrent le cours du chyme dans les intestins , arrêtent quelquefois trop les Purgatifs acres , d'où naissent les coliques , & quand ils le sont beaucoup , ils sont dangereux ; comme sont les pilules de nos Empyriques , qui causent souvent des excoriations dans les intestins. J'ai été consulté par plusieurs personnes , entr'autres par une Vigne-

ronne de Lonnai qui en étoit tourmentée depuis deux ans, ses intestins étant
dans un mouvement continuel. Cette
colique la jetta dans un si grand desséchement, qu'elle en mourut. Je fus
apellé à Bursins pour voir un aveugle
nommé Mange, qui pour se déliver
d'une fièvre tierce, prit du Régent de
ce même lieu une poudre qui lui fit
rendre le sang tout pur, & en si grande quantité que j'en vis plus de huit
livre, pour lequel arrèter il falut employer la *Tormentille*, la *Bistorte* & la
Conserve d'églantier, en grosses & fréquentes doses. Mais quand le sang est
dissous, ces remèdes emportent les malades sans resource, comme on le vit
en un Marchand de Savoye qui vint
de Lion où il étoit établi, pour être
guéri de sa Phtisie, auquel il donna une
poudre qui le purgea si violemment,
qu'à peine put-il entrer dans un bateau
pour se rendre chez lui, où il mourut
en arrivant. Les parties corrosives de
ces remèdes entrant dans le sang, font
aussi des impressions facheuses sur le
poulmon, comme je le vis à un Tein-
turier de l'Isle qui crachoit le sang, &
à un Lapidaire du Païs de Gex, à qui
cette poudre causa le même accident,

lefquels moururent par la confomption des parties balfamiques du fang : On peut dire de ces remèdes fi acres, & fi mal dirigés, que *la mort eſt dans la chaudiére.*

CHAPITRE V.
Des Accidens qui arrivent au Chyle dans les veines laétées, & le conduit Thorachique.

LE Chyle étant féparé des parties groſſiéres du Chyme, entre dans les veines lactées, où il eſt expoſé à pluſieurs accidens, principalement à fe cailler, & s'arrêter dans les glandes du mezentère, ou il cauſe un grand nombre de maladies : Pour y rémédier il faut examiner la nature de ces conduits & des glandes où ils entrent.

Les Capillaires qui reçoivent le Chyle s'uniſſent dans le mezentère, & font des rameaux qui entrent dans une glande à travers laquelle le Chyle ayant paſſé, coule par un autre canal dans une feconde glande, d'où il eſt porté à une plus groſſe par un troiſiéme conduit, & de là aux glandes lombaires où commence le canal Thorachique. Il eſt à remarquer que le tiſſu de ces glan-

des étant comme des toiles d'araignées
posées les unes sur les autres, elles
sont disposées pour diviser toutes les
petites concrétions qui se sont formées
dans ce premier canal ; la seconde
glande & la troisiéme étant composées
de la même manière, doivent avoir
le même usage.

La fluidité du Chyle étant absolument nécessaire, la Sagesse infinie ne
s'est pas contentée de cette premiére
précaution, car elle a eu le soin de
l'entretenir par les liqueurs des vaisseaux Limphatiques qui entrent dans
ces canaux, & des nerfs qui s'insinuent
en ces glandes, ces deux liqueurs ayant
beaucoup de mouvement.

A ces grandes précautions la Nature
a joint les *valvules* qui empêchent le
Chyle & la Limphe de retourner ; ce
qui leur arriveroit par le mouvement
réciproque des muscles du ventre &
du diaphragme, qui ne concourent pas
moins au transport du Chyle que le
mouvement péristaltique des intestins
par ses compressions successives.

Le Chyle par le lieu de son origine
ayant naturellement de la disposition à
se cailler, il faloit toutes ces précautions pour l'en empêcher ; mais lors

que le diſſolvant de l'Eſtomac eſt trop
fort ou le ſuc pancréatique trop acide,
il s'arrête facilement dans ces glandes :
Auſſi les gros mangeurs ſont fort expoſez aux obſtructions des glandes du mezentère, & ſur tout les jeunes gens qui
mangent des fruits aigres, d'où les fièvres intermittentes naiſſent, & ſouvent
les continues.

Le Chyle s'arrête auſſi en ces glandes quand il eſt trop groſſier, ſes ſouf-
fres indigeſts ne pouvant pénétrer ces
labyrinthes ; ce qui fait que ceux qui
vivent de raves, de choux & de fro-
mages, qui ne ſont pas piquans, ont le
ventre gros, ſont languiſſans & ſujets
à beaucoup de maladies. Les enfans
qu'on alaite d'un vieux lait y ſont fort
expoſés.

Quand la bile n'eſt pas acre elle n'a-
foiblit pas aſſez l'acidité du Chyle, ce
qui cauſe l'embarras de ces glandes, &
enſuite la cachéxie, comme il arrive
aux pituiteux & aux pareſſeux.

Quand la bile eſt en partie arrêtée,
elle produit le même effet, comme on
la vû en la femme qui avoit tant de
pierres en la veſſie du fiel, dont on a
parlé, de qui toutes les glandes du me-
zentere étoient tuméfiées ou abſcedées,

Quand la lymphe n'entre pas dans les veines lactées le Chyle est trop épais, comme il arrive dans l'hydropisie par la rupture des autres vaisseaux lymphatiques, ou quand il se forme des *hydatides*, la lymphe distendant son canal, entre la glande obstruée & la valvule; enfin, il se crève. Aussi ces personnes sont exténuées, comme il paroit par le vuidange des eaux.

Aux personnes d'un tempéramment froid (ayant peu d'Esprits animaux) le Chyle coule lentement & s'arrète facilement en ces glandes, tant par le défaut du mouvement péristaltique, que des nerfs qui s'insérent dans les glandes du mezentère, lesquelles s'affaillent.

Le Chyle s'arrète encore dans les veines lactées par les spasmes que les lassis nerveux causent au mezentère & aux intestins, dont ils ocupent tantôt un côté & tantôt un autre, & quelquefois tout le ventre, comme on le voit souvent dans les affections de ratte & de matrice.

Je n'en ai pas vû de plus singulier que celui d'un homme de ce lieu, lequel après avoir parcouru les deux côtés du nombril, & l'aîne droite, se fixoit à
la

la gauche où il causoit des douleurs
fort vives, qui finissoient par la sciatique ; aussi on trouve en ces personnes ces glandes tuméfiées & quelquefois
remplies de tuf.

Les glandes lombaires étant compri-
mées, le Chyle reflue dans les veines
lactées, comme je l'ai vû en un Masson,
qui ayant levé une trop grosse pierre,
sentit depuis ce tems là une grande
douleur au dessus des reins ; Il étoit
fort maigre quoiqu'il mangeât beaucoup, ayant toûjours faim, le sang
n'étant pas adouci suffisamment pour
le peu de Chyle qui y entroit, rendoit
le suc stomacal trop aigre. Il mourut
à Lausanne par un abscès qu'il eut à la
cuisse, la sérosité qui en sortoit étoit
blanche, ce qui ayant ocasionné à en
chercher la cause, on trouva que l'une
des glandes lombaires s'étoit considérablement grossie par la compression d'u-
ne des vertèbres, laquelle étant absce-
dée, le Chyle tomba dans la cavité du
ventre, & se fit un passage à travers
les muscles de la cuisse.

Un jeune Officier (a) m'ayant consulté pour une sciatique qui l'affligeoit

Tome II.   G g   depuis

(a) Mr. Leor.

depuis deux ans, ne fut pas foulagé
des remèdes que je lui propofai :
quelque tems après il lui furvint un abfcès à la cuiffe, qui l'emporta. L'ayant
ouvert on trouva les glandes *lombaires*
abfcedées. *Syphelide afflictus fuerat.*

Que les abfcès puiffent venir quelquefois d'une caufe eloignée, je l'ai vû
en un jeune Officier (*b*) à Yverdon
qui avoit un abfcès entre le pannicule
charnu & les mufcles de l'addomen près
des lombes, lequel on ne pût épuifer.
Etant mort, on trouva le paffage de
cette humeur jufqu'aux vertèbres du
col où il n'avoit point fenti de douleur : Ainfi, *ubi dolor ibi morbus*, ne fe
trouva pas vrai en cette ocafion.

Je puis joindre un autre exemple à
celui-ci qui eft de Mr. Vautier fils, dont
l'os du *tibia* fe trouva carié en fon milieu, formant un canal qui s'étendoit
jufqu'à fon extrémité fans qu'il s'en
foit plaint.

Quelquefois la fubftance des glandes
s'épaiffit par un trop grand abord du
fang, ce qui en bouchant la plûpart
des pores, fait refluer le Chyle dans
les veines lactées, tellement qu'il en entre peu dans le conduit Thoracique.

(*b*) Fils de Mr. le Band. Chaffeur.

comme on le voit aux Ecrouëlleux qui font ordinairement maigres & affamez.

Le Chyle par le défaut du fuc Pancréatique produit des obftructions dont Mr. *Harder* raporte un exemple confidérable d'une fille qui mourut hydropique, en qui on trouva le Pancréas fchirreux, l'Eftomac affaifsé, & depuis l'Oefophage tout le long de l'épine, des glandes de différentes groffeurs, fchirreufes & en partie noires, d'un tiffu ferré à la maniére des écrouëlles. Les veines du mezentère étoient plus blanches que rouges par la gelée qui les rempliffoit.

Par l'exemple de la femme hyftérique dont on a parlé, on voit combien le cours de la bile & du fuc pancréatique font néceffaires pour la fluidité du Chyle, puifque la bile ne couloit pas, & que les glandes du Pancréas étoient flétries. Auffi la plûpart des glandes du mezentère fe trouvérent abfcedées. Et le célébre *Diannerbrack* raporte divers exemples de ceux qu'il a vû, avoir des glandes dures & groffes, qui ayant été découpées, il en eft forti une fubftance blanche, épaiffie comme en

G g 2

partie crème, en partie fromage, lefquels moururent tous dans le *Marafme*.

Tulpius raporte avoir trouvé un *fteatome*, pefant plus de dix-huit livres, au milieu du mezentère, & l'on voit tous les jours quelques unes des glandes du mezentère obftruées fans que les autres le foient.

Gliffonius avec la plûpart des Savans Médecins Anglois tirent des glandes du mezentère un fuc qui remonte dans les nerfs, pour le répandre par tout le corps, afin de le nourrir: Mais comme les Efprits animaux defcendent continuellement du cerveau par les nerfs qui s'infèrent en ces glandes, on ne comprend pas comme le mouvement oppofé de ces deux liqueurs fe peut faire en ces canaux. Il eft vrai qu'il femble y avoir quelque aparence de ce méchanifme en une fontaine de la Côte entre les Villages de Loin & de Vinzel, dont le baffin eft d'environ cent piés de diamètre, où cette fource bouillonne dans un efpace de quinze piés de circuit. Les voifins difent que tout ce qui tombe en ce bouillon eft entrainé & qu'on ne le revoit plus. Cette opinion fondée fur plufieurs expériences, fut vérifiée par cet événement : Un rouleau de toile apartenant à un fort honnête homme de Loin (*a*) fut déployé pour le faire tremper en ce baſſin : les Blanchiſſeuſes en lavant leurs linges aperçurent que cette toile s'enfonçoit, cela les obligea d'en prendre le bout pour la retirer, ne la pouvant retenir, elles en entourrérent un jeune ſaule qui étoit près du bord, lequel pliant, elles criérent au ſecours ; les Vignerons du voiſinage firent tous leurs efforts pour le retirer, mais inutilement, il falut couper la toille à fleur d'eau ; celle qui étoit dans l'eau entra dans ce gouffre, & on ne la vit plus. On ne connoit en Europe qu'une ſemblable fontaine qui eſt en Portugal à quelques lieuës de Coimbre.

Pour éclaircir ce fait, je dirai que pluſieurs années auparavant il parut quelque choſe dans le bouillon de cette ſource, qui s'enfonçoit & revenoit ſur l'eau. On ne put diſcerner pendant le jour ce que ce pouvoit être, & on vit le lendemain un petit arbre ſur l'un des bords avec ſes racines, lequel avoit aparamment paſſé par un des entonnoirs du Lac de Joux, que l'on voit

G g 3

quand

(*a*) Mr. Reguez.

quand les eaux font baffes. Ce Lac
qui eft éloigné de plus de quatre lieues
de cette fource, produit les plus groffes de nos fontaines, comme celles de
la Motthe, de Chamblon, où l'on
voit fouvent des feuilles de blettes &
d'épinards ; quoiqu'il y ait un grand
Vallon entre ce Côteau & celui de
Champvent, lequel eft du côté du Lac.
Ainfi il faut que ces fources faffent en
ce lieu un fcyphon renverfé.

Cet événement fait comprendre que
cette fource eft fort groffe & fon canal
fort large, lequel étant rétréci par un
rocher, l'eau le furmonte & s'engouf-
fre de nouveau par une ouverture proche de la première, mais moins large ;
ce qui donne lieu à la quantité d'eau
qui s'écoule du baffin qui fait moudre
un Moulin dans les plus grandes fé-
chereffes & les froids les plus violens.
On dira que fi cela étoit vrai il paroî-
troit un moulinet au deffus : Je répons
qu'il n'arrive que lors qu'il y a peu
d'eau, comme on le voit dans les entonnoirs où la fuperficie eft égale tandis qu'ils font pleins, mais quand la
moitié du vin a coulé les contours
commencent à paroître & le moulinet
à fe former.

Comme il n'arrive rien de semblable au cerveau ni au mezentère, il n'y
a pas lieu de croire ce mouvement opo-
sé, sur tout en des canaux si étroits;
ainsi l'on peut croire que la quantité
des nerfs en ces glandes est pour rendre
le Chyle fluide, & surmonter l'acidité
qu'il a contractée dans l'Estomac, laquelle pouroit le faire cailler.

Le Chyle ayant traversé toutes les
glandes du mezentère n'est pas exemt
d'accidens, comme l'illustre *Morton* nous
en donne un exemple: Un enfant, dit-
il, ayant été mal guéri de la Peripneu-
monie, tomba dans l'hydropisie; étant
en vie on fit la ponction, & on tira
plusieurs livres de Chyle blanc & doux,
comme on le trouve au conduit thoracique. L'ayant ouvert après la mort
on vit les poulmons en bon état, nonobstant la toux & la difficulté de respirer qui le travailloient, excepté qu'en
la partie postérieure près de la trachée-
artère, il y avoit plusieurs glandes grosses & dures, qui pressoient fortement
le conduit thoracique jusqu'à la veine
soûclaviere; leur grosseur & leur pesanteur comprimant à la manière d'une
bande ce canal, faisoient sans doute re-

G g 4

fluer

fluer le Chyle dans les veines lactées, dont quelques unes étant rompuës, fourniſſoient ce ruiſſeau de lait dans la cavité du ventre : Cet enfant étoit toûjours affamé au ſujet de la petite quantité de Chyle que le ſang recevoit, ce qui rendoit le ſang aigre, & le ſuc ſtomacal plus acide.

Le conduit thoracique lui-même eſt quelquefois rompu, comme il paroit par cet exemple : Ayant été apellé à Yverdon pour Mr. George Roguin riche Négociant, qui ſe croyoit attaqué de Pleureſie à cauſe d'une douleur violente du côté gauche, acompagnée de fièvre & de difficulté de reſpirer : Lorſque je fus arrivé ſon état étoit changé, ſon point ne le preſſoit plus & il ſe croyoit gueri. Il avoit le viſage rouge & n'avoit point d'altération, il parloit avec force, & me remercia de la peine que j'avois pris. Ayant remarqué que de tems en tems il étoit obligé de faire une grande reſpiration comme pour exprimer ſon poulmon, je ſoupçonnai quelque cauſe particuliére ; j'éxaminai le pouls que je trouvai extrèmement dérangé. Ayant dit à un de ſes Parens que je déſeſperois de ſon retour, parce que le Polype étoit non ſeulement

formé, mais qu'il étoit gros & dur,
on ne voulut pas le croire, on fut même persuadé du contraire quand une
heure après le Malade se leva, s'assit à
table & mangea avec nous. Ayant fait
mon prognostic je me retirai, lorsque
le Malade à qui je n'avois rien dit de
son état me pria de rester, ce que je
fis avec peine, parce que je ne voyois
aucune ressource, & il falut me réduire
à diminuer la violence de ses accidens
lorsqu'ils arriveroient. Il en eut de fa-
cheux par les différentes situations du
Polype, pendant la nuit & les jours suivans, & mourut véritablement sept
jours après, sa fin ayant été précédée
de sueurs, d'oppressions & d'angoisses,
comme on l'avoit dit aux Parens. On
ouvrit son corps, on trouva dans le
ventricule droit du cœur un polype de
la grosseur & de la longueur du doigt,
lequel entroit dans l'artere veneuse, &
un autre de la même grosseur & un
peu plus long, qui entroit dans la grande Aorte : Ils étoient blancs & durs.
Ayant ensuite recherché la cause de la
douleur de côté, nous fumes fort surpris de trouver entre la plevre & les
muscles intercostaux du Chyle extrava-

Gg 5

sé

sé qui ocupoit la longueur d'un demi
pié, & la largeur à peu près d'un poulce.
Ce Chyle n'avoit point de mauvaise
odeur, il nageoit dans une sérosité verte, fort differente de celle du pericar-
de, laquelle pouvoit ètre de six onces
& qui étoit mucilagineuse.

Il y a beaucoup d'aparence que le
polype a été la cause de la rupture du
conduit thoracique, & de l'épanchement du Chyle en cet endroit.

Premierement, parce que le malade
étoit plein de sang, ce qui paroissoit
en ce qu'il étoit toûjours haut en couleur, quoiqu'on lui eût fait deux saignées, lesquelles arrêterent le mal de
côté.

Secondement en ce que ces polypes
étant si gros, le sang ne passoit pas en
aussi grande quantité qu'il abordoit,
ce qui obligeoit le Malade à faire de
tems en tems des contractions pour
exprimer le poulmon, & avancer ainsi
le passage du sang.

En troisiéme lieu, le sang par la raison susdite refluant dans la *Cave descendante*, les jugulaires & les axillaires ne
permettoit pas au Chyle d'entrer dans
la soûclaviere, ou refluant, ne pouvant retourner dans les veines lactées,

à caufe des valvules triplées & qua-
druplées dans ce canal, il a été dans
la néceffité de fe crever, fur tout par
les expreffions qui ont été plus fortes
avant les faignées.

On me dira que ce qui eft arrivé
dans le cas précédent pouvoit fe faire
ici, & que le Chyle devoit plûtôt for-
cer les veines lactées que le conduit
thoracique. Sur quoi je dirai, que tout
le canal thoracique n'étoit pas foute-
nu par cette bande de glandes qui le
comprimoient par tout dans cet enfant,
au lieu qu'ici le Chyle étant obligé de
monter par les contractions du diaphragme, ne pouvant paffer par la
foûclaviere, a été contraint de diften-
dre, & puis de rompre ce canal.

Enfin il eft à préfumer que la douleur de côté eft arrivée par le déchirement des fibres qui lient la pleuvre avec
les mufcles intercoftaux.

Voici un effet très particulier de la
preffion du fang dans les veines du
cerveau qui a caufé leur dilatation &
l'inflammation {du cerveau. Le fang
d'un Gentil-homme favant (a) & d'un
mérite fort diftingué, (par trop d'apli-
G g 6 cation)

(a) Mr. de Charr. Seigr. de Bournens.

cation) s'étant mis en fusion, les sérosités se déposérent entre les tuniques
de l'Estomac & des intestins. L'Estomac
devint si sensible, que ne pouvant soutenir le poids des alimens, le vomissement suivoit de près la nourriture :
Quand il étoit vuide, le dissolvant piquant ses fibres, causoit des vapeurs
& des oppressions que l'on calmoit par
une nourriture légére. Les sérosités versées entre les tuniques des intestins afoi-
blissoient le mouvement de leurs fibres
spirales, qui n'exprimant pas le chyme,
il entroit peu de Chyle dans le sang,
lequel par cette raison ne pouvant re-
parer la consomption qui s'en faisoit
le malade se trouva si épuisé, qu'il parut plusieurs fois sur sa fin : Il revint
de ce triste état par les bouillons de vi-
père qui animérent son sang, par les
bouillons à l'Angloise, qui lui donnérent
de la consistence, qui l'adoucirent, &
le reproduisirent, & par les émulsions
faites avec les semences froides, les
Cloportes en vie, l'infusion de faugére
& le syrop d'écorce de Citron ; les sérosités qui croupissoient entre les membranes de l'Estomac & des intestins s'é-
vacuerent.

Cet heureux retour dura peu de tems,

le pouls devint intermittent, inégal &
même cessa, quoique la respiration, à
la reserve des oppressions qui revenoient
de tems en tems, fût libre : Ce qui
faisoit le plus de peine au malade étoit
un feu continuel qu'il apercevoit dans
la poitrine en sa partie supérieure,
sans qu'il fût alteré, sa langue & ses
urines étant dans l'état naturel, mais
les piés & les mains étoient fort froids.

Je ne pus imputer des accidens si ex-
traordinaires qu'au polype, qui par la
décomposition du sang se forme à l'isth-
me de la veine cave dont j'ai raporté
un exemple dans la Dissertation sur les
Vapeurs, lequel y arrêtant le sang causoit cette grande chaleur. Le reflux du
sang distendant ce vaisseau, & la pleure à la quelle il est conjoint, produisoit ces oppressions périodiques, par la
même raison que nous avons donné
du hoquet ; ce reflux faisant regorger
le sang dans les veines jugulaires & la
vertebrale entretenoit la rougeur du visage, & le délire.

Le sang artériel distendant toûjours
davantage la veine cave descendante,
les spasmes devinrent plus fréquens, &
un matin ils furent si grands qu'il falut
un homme à chaque bras & chaque

piés, pour en soutenir les efforts ; la contraction des muscles de la poitrine fut assez violente pour comprimer puissamment le tronc de la veine azigas & ses ramaux , & pour dissoudre cette matiére pituiteuse , puisque immédiatement après la chaleur revint aux extrémités , le pouls y parut même réglé , & les oppressions très foibles , qui pouvoient venir du reste du polype.

Ce dégagement toutefois ne servit pas au sujet de l'inflammation du cerveau que le reflux du sang y avoit causé , lequel y étoit extravasé par la rupture des capillaires que le sang artériel avoit forcé , ce qui m'affligea extrèmement avec tous ceux qui avoient le bien de le connoitre. Si les veines lactées avoient fourni assez de Chyle pour remplir le conduit thoracique , ce canal se seroit crevé comme dans le cas précédent , par la plénitude des jugulaires , & comme nous le venons de voir aux veines du cerveau , il n'auroit pû sur tout résister aux contractions si violentes des muscles de tout le corps , & sur tout de la poitrine.

Quand le dissolvant de l'Estomac ou le suc pancréatique sont trop *styptiques* on doit s'abstenir de tout ce qui a de

l'aigreur ou de l'âpreté , comme sont
les pommes , les poires , les cerises &
les prunes , qui ont cette qualité ; ceux
qui sont doux & qui ont beaucoup
d'eau sont bons , les huileux sont meilleurs , comme sont les amandes , les
pignons , les noix , les avelines, l'usage
du miel avec le beurre , l'huile d'amandes avec le syrop d'althæa sont fort
bons , pris à cueillerées ; le vin doux
& vif , la décoction d'althée ou de ré-
glisse avec l'anis & le coriandre peuvent empêcher le Chyle de se grume-
ler dans les veines lactées , & prévenir
les obstructions des glandes du mezen-
tere.

Lorsqu'il y en a de grossies , l'apozeme suivant peut les dégager.

Prenez des racines d'*Aune* , de *Fou-
gere mâle* , & d'*Eupatoire* de *Mesué* , de
chacun deux onces ; de *fleurs de petite
Centaurée* & de *Camomille* , des *sommités
de Chardon bénit* & de *Germandrée* , de
chacun une poignée , du *Cristal mineral*
deux dragmes : Faites en un Apozeme
pour six doses , les prenant deux heures avant le diner & le souper , ou les
pilules suivantes :

℞ *Rad. hellenii Eupatorii Mesue &
Aristolochiæ an.* ʒij *Aquil. alb. ter subli-*

mat Ɔij *senn. & agarici* ana ℥ij, *diagri-
dii* ℨj *sirup. flor persicor.* q. s. , fiant pillulæ, quarum dosis erit ℨj.

Les bains calmant les spasmes, doivent être mis en usage, dans les affections hystériques & des hypochondres. Les alkalis longtems continuez
changent, non seulement la disposition
du sang, mais corrigent aussi le suc
nerveux, comme sont ces poudres dont
on prend un paquet deux heures avant
les repas.

℞ *Diaphoretic. Jovis & Martis* ana ℥ij,
Animæ hepat ℨi *Eboris raspati* in pollinem
redacti ℥ß, *Ocul. Cancr.* ℨij, *Sacchari
candidi* ad pondus omnium; fiant char-
tulæ xx. vel :

℞ *Aetyop. mineral. & pulveris salsæ-
parill.* ana ℥ß, *syrup cortic. citri*, q. s. ;
fiat Bolus singulis matutinis horis sor-
bendus. vel :

℞ *Ocul. Cancr.*, *matr. perlar.*, *spodij,
antihectic, Poterij*, ana ℨij. *arcani corallin*
℥i. *Confection. hyacintid. & alkermes* ana
Ɔij *Syrupi Peruviani*, q. s. ; Fiat mixtura, Dosis ℨj manè & serò duabus
horis antè pastum.

Quand les glandes deviennent charnuës, ce qu'on connoit par le tems
de leur durée, par la dureté du ven-

tre , & par les tumeurs qui se forment aux aines & aux aisselles , comme aussi par la maigreur ; on doit em-
ploier les Apéritifs & les detersifs les
plus forts pendant long tems ; comme
sont ces pillules :

℞ *Serpent. Virginianæ , Ari , Brioniæ*
& Gentianæ ana ʒij , Calomelanos , tur-
queti , ʒiß Trochiscor. albandal , ʒj , sy-
rupi de cichoreo composit. q. s. Fiant pil-
lulæ , Dosis ʒj mane , & ʒß serò dua-
bus horis ante pastum.

℞ *A sellor. pulverat. , pulveris Vipe-*
rini , Scrophulariæ & brioniæ , ana ʒj ,
Aquilæ albæ , ʒj senne ʒiiß. Miscean-
tur , Dosis ʒß , superbibendo tincturæ
Menianthes ʒiv.

Les feuilles de Cresson de jardin , ou
de fontaine , contenant beaucoup de
sels volatiles , mises sur les tranches
de pain dans les bouillons à l'épaisseur
d'un , ou deux écus , sont très bonnes. La salivation par le Mercure , est
aussi très bonne , comme je l'ai éprou-
en un homme , âgé de quarante ans,
qui étoit cruellement travaillé per les
dépots de cette matière corrosive intérieurement & extérieurement. Le
vincetoxicum pris en poudre & en décoction est très excellent.

; Les obstructions des glandes Mézentériques étant ordinaires aux enfans , à cause du lait qui s'aigrit , font guéries par les alkalis fixes ; comme font les yeux d'écrivisses , la semence de perles & la corne de Cerf préparée ; Les alkalis volatiles sont même excellens ; comme le sel volatile de succin , dissout dans l'Eau de fenouil ou de persil.

Aux Adultes l'Opiate suivante convient très bien :

℟ *Imperatoriæ , alpinæ & siler. montam.* (surmontant , dicti) *Gentianæ , Galangæ , ana , ʒiiẞ, Croci Martis rore parati , ʒij , syrupi ex Centaurio minori,* q. s. ; Fiat mixtura. Dosis manè ʒiẞ, superbibendo jusculum cichoraceis alteratum ; & ʒj duabus horis ante cœnam.

F I N.

INDE

Indice des Chapitres.

SECTION III.

Fin de l'Indice des Chapitres.

TABLE
DES MATIERES
Contenuës dans le Second Tome.

A.

B.

FIR-

F.

G.

Hh MACHOI-

M.

N.

O.

P.

Q.

S.

Hh 2

V A L-

V.

F I N.

ERRATA.

Page 3. *ligne* 3. longue, l'epine : *lisez* longue, qui est l'épine. *Pag.* 9. *lig.* 7. mortelle,
puisqu'il : *lis.* mortelle. Il ne. *Pag.* 14. *lig.* 8.
Vigone, & dans : *lis. Vigone* ; mais comme dans.
& *lig.* 11. salive & dans : *lis.* salive aussi bien
que dans. *Pag.* 32. *à la Note* d'Oleri *lis.* d'Ole-
re. *Pag.* 80. *lig.* 8. par leur tissu serré : *lis.* par
leurs angles. *Pag.* 103. *lig.* 11. aussi des : *lis.*
aussi un des. *Pag.* 104 *lig.* 11. canderes : *lis.*
candores. *Pag.* 122. *lig.* 12. les parties : *lis.* les
parties. *Pag.* 126. *lig.* 18. & des particules de
la brique : *lis.* & des particules terrestres. *Pag.*
140. *lig.* 6. Dans les autres saisons de l'année :
lis. Dans les autres tems. *Pag.* 154. *lig.* 13. d'un
rouge enfoncé ; *lis.* d'un rouge foncé. *Pag.* 155.
lig. 20. où l'acide entre : *lis.* en la composition
duquel l'acide entre. *Pag* 160. *lig.* 10. viennent
de l'eau : *lis.* viennent du fonds de l'eau. *Pag.*
167. *lig.* 23. si fort : *lis.* si forts. *Pag.* 168. *lig.* 3.
du sang : *ajoutés*, sont adoucies *Pag.* 169. *lig.*
4. exposés : *lis.* exposés au froid. *Pag.* 186. *lig.*
20. en pelotons : *lis.* par pelotons. *Pag.* 193.
lig. 5. Spitzberg en : *lis* Spitzberg sont en.
Pag. 194. *lig.* 19. pendant le tems que les : *lis.*
cependant les. *Pag.* 195. *lig.* 20. qu'il lui faut
plus de tems que : *lis.* qu'il faut plus de tems
pour la putréfaction que. *Pag* 199. *lig.* 20 mous-
sis ; *lis.* émoussées *Pag.* 206. *lig.* 7. Dailleurs : *lis.*
De plus. *Pag.* 211. *lig.* 9. Aussi les Montagnards observent que : *lis.* Les Montagnards
obser-

ERRATA.

obſervent bien que. & *lig*. 29. dans l'Ethiopie:
liſ. comme dans l'Ethiopie. *Pag*. 213. *lig*. 5.
en volatile *liſ*. en ſe volatiſant. *Pag*. 218. *lig*.
25. dont le lait pris qui caillé, *liſ*. dont le
lait qu'ils ont pris qui eſt caillé. *Pag*. 225.
lig. 19. Il s'en trouve ; *liſ*. Il s'entr'ouvre. *Pag*.
258. *lig*. 8. véſicule ; *liſ*. vehicule. *Pag*. 276.
liſ. 28. Baſſe ; *liſ*. baſe. *Pag* 280. *lig*. 10. mortifie ; *liſ*. mortifia. *Pag*. 284. *lig*. 13. qui lui
faiſoit beaucoup de peine : *liſ* qui le tourmentoit. *Pag*. 305. *lig*. 14. comme ſont ; *liſ*. comme ſont.

    Pag. 317. *lig*. 27. trop. *liſ*. fort. *Pag*. 322.
lig. 15. rayons puiſſent, *liſ*. rayons du Soleil
puiſſent. *Pag*. 316. *lig*. 8. dont ; *liſ*. dans. *Pag*.
336. *lig*. 24. & bien ; *liſ*. & ſi bien. *Pag*. 337.
lig. 26. leſquels retardent ; *liſ*. lequel retarde.
Pag. 404. 3. *art. lig*. 3. fractions ; *liſ*. frictions.
Pag. 440. pen. *lig*. des artêtes : *liſ*. des arrê-
tes. *Pag*. 449. *au bas* Camamille ; *liſ*. Camomille, *& ainſi ailleurs*, *Pag*. 461. *lig*. 14.
fibres calleux ; *liſ*. calleuſes, *& ainſi à la*
page 662. & 663. *où ce mot n'eſt pas feminin.*
Pag. 467. *lig*. 5. & de coriandre ; *liſ*. & le coriandre. *Pag*. 490. dern. *lig*. miroqolanor ; *liſ*.
mirobolanor. *Pag*. 492. *lig*. 17. ſes ; *liſ*. ces.
Pag. 669. *lig*. 22. mercurialles ; *liſ*. mercuriel-
les. *Pag*. 611. *lig*. 26. tombent ; *liſ*. tombant.
Pag. 623. *lig*. 14. des feuilles ; *liſ*. de le racine. *Pag*. 635. *lig*. 16. déchargea ; *liſ*. décharge. *Pag*. 645. *lig*. 10 des convaleſcens ;
liſ. en des convaleſcens. *Pag*. 646. *lig*. 7. nerf,
eſt cauſe la ; *liſ*. nerfs, eſt la cauſe. *Pag*. 663.
lig. 22. tention; *liſ* tenſion. *Pag* 665. *lig* 14 tous;
liſ. toutes. *Pag*. 673. *lig*. 25 & 26. ſont; *liſ*. font.
Pag. 669. *lig*. 20. memianthes: *liſ*. menianthes.

(❀)

✳✳✳✳✳✳✳✳✳✳✳✳✳✳

Aprobation de Mr. ANDRY, *Docteur Régent, Professeur en Médecine de la Faculté de Paris, & Membre de l'Académie Royale des Sciences.*

J'ai examiné par l'ordre de Monseigneur le Garde des Sceaux ce *Traité des Causes de la production du bon Chyle &c.* par Mr. le Médecin VIRIDET &c. L'ouvrage me paroit très digne de l'impression.

Fait à Paris ce 5. May 1731.

ANDRY.

─────────────────────────

PRIVILEGE.

LOUIS par la grace de Dieu Roy de France & de Navarre : A nos amés & feaux Conseillers les Gens tenans nos Cours de Parlement, Maître des Requétes ordinaires de nôtre Hôtel, Grand Conseil, Prevôt de Paris, Baillifs, Senefchaux, leurs Lieutenants Civils, & autres nos Justiciers qu'il apartiendra SALUT : Nôtre bien aimé JEAN BAPTISTE OSMONT, Libraire à Paris, Nous ayant fait remontrer qu'il lui avoit été mis en main un Manufcrit qui a pour titre *Traité*

** *des*

des Causes de la Production du bon Chyle, & de celles qui lui nuisent, par le Sr. VIRIDET, qu'il souhaiteroit faire imprimer & donner au public s'il Nous plaisoit lui acorder nos Lettres de Privilège sur ce nécessaires ; offrant pour cet effet de le faire imprimer en bon papier & beaux caractères, suivant la feuille imprimée & attachée pour modele sous le contrefcel des présentes. A CES CAUSES voulant traiter favorablement le dit Exposant, Nous lui avons permis & permettons par ces Présentes de faire imprimer le dit Livre ci-dessus spécifié en un ou plusieurs volumes conjointément ou séparément, & autant de fois que bon lui semblera sur papier & caractères conformes, à ladite feuille imprimée & attachée sous nôtredit Contrefcel, & de le vendre & débiter par tout nôtre Royaume pendant le tems de Six Années consécutives, à compter du jour de la datte desdites Présentes ; Faisons défenses à toutes sortes de personnes de quelque qualité & condition qu'elles soient, d'en introduire d'impression étrangère dans aucun lieu de nôtre obéïssance, comme aussi à tous Libraires, Imprimeurs, & autres, d'imprimer, faire imprimer, vendre, faire vendre, debiter, ni contrefaire ledit Livre ci-dessus exposé, en tout ny en partie, ni d'en faire aucun Extrait sous quelque prétexte que ce soit d'augmentation, correction, changement de titre, ou autrement, sans la permission expresse & par écrit dudit Exposant, ou de ceux qui auront droit de lui, à peine de confiscation des Exemplaires contrefaits, de quinze cens Livres d'amende contre chacun des contrevenans, dont un tiers à

nous

nous, un tiers à l'Hôtel-Dieu de Paris, l'autre
tiers au dit Exposant, & de tous dépens, dom-
mages & interêts, à la charge que ces présentes seront enrégistrées tout au long sur le Ré-
gistre de la Communauté des Libraire & Imprimeurs de Paris dans trois mois de la datte d'i-
celles, que l'impression de ce Livre sera faite
dans nôtre Royaume & non ailleurs; & l'Im-
petrant se conformera en tout aux Reglemens
de la Librairie, & notamment à celui du 10.
Avril 1725. & qu'avant que de l'exposer en
vente, le Manuscrit ou Imprimé qui aura
servi de copie à l'impression du dit Livre,
sera remis dans le même état où l'Aprobation y aura été donnée ès mains de nôtre
très cher & féal Chevalier Garde des sceaux
de France, le Sieur Chauvelin, & qu'il en
sera en suite remis deux Exemplaires dans
nôtre Bibliothéque publique, un dans celle
de nôtre Château du Louvre, & un dans
celle de nôtre dit très cher & féal Chevalier Garde des sceaux de France le Sieur
Chauvelin, le tout à peine de nullité des
Présentes, Du contenu desquelles vous man-
dons & enjoignons de faire jouir l'Exposant ou ses ayant cause pleinement & pai-
siblement, sans souffrir qu'il leur soit fait
aucun trouble ou empéchement. VOULONS
que la Copie desdites Présentes, qui sera
imprimée tout au long au commencement
ou à la fin dudit Livre, soit tenuë pour
deuëment signifiée, & qu'aux Copies colla-
tionnées par l'un de nos amés & feaux Conseillers & Sécrétaires foi soit ajoutée comme à l'Original; Commandons au premier
nôtre Huissier ou Sergent de faire pour l'exécution d'icelles tous actes requis & nécessai-

res fans demander autres permiſſion & non-
obſtant clameur de Haro , charte Norman-
de , & Lettres à ce contraires : Car tel
eſt nôtre plaiſir. DONNE' à Paris le di-
xiéme jour du mois de May l'An de Grace
mille ſept cent trente-un , & de nôtre Rè-
gne le ſeiziéme.

Par le ROI en ſon Conſeil.

NOBLET.

JE souſſigné *Abraham Louis Oſmont*
fondé de Procuration pour mon
frére , céde & tranſporte le préſent
Privilége à Monſieur VIRIDET Auteur de ce Livre , pour en jouïr en
mon lieu & place , ſuivant les con-
ventions faites entre nous. A Paris ce
vingt-deux Juillet 1733.

A. L. OSMONT.

www.ingramcontent.com/pod-product-compliance
Lightning Source LLC
LaVergne TN
LVHW021119050726
842519LV00002B/287